APPLICATION

DU

SOMNAMBULISME

MAGNÉTIQUE

AU DIAGNOSTIC ET AU TRAITEMENT DES MALADIES.

TYPOGRAPHIE HENNUYER, RUE DU BOULEVARD, 7. BATIGNOLLES.
Boulevard extérieur de Paris.

APPLICATION

DU

SOMNAMBULISME

MAGNÉTIQUE

AU DIAGNOSTIC ET AU TRAITEMENT DES MALADIES,

SA NATURE,

Ses différences avec le sommeil et les rêves,

PAR

G. LOUIS DE SÉRÉ,

DOCTEUR DE LA FACULTÉ DE MÉDECINE DE PARIS,

PARIS

CHEZ L'AUTEUR, 6, RUE DU FAUBOURG-SAINT-HONORÉ.

GERMER-BAILLIÈRE, LIBRAIRE-ÉDITEUR,
17, RUE DE L'ÉCOLE-DE-MÉDECINE.

DENTU, LIBRAIRE-ÉDITEUR, PALAIS-ROYAL,
GALERIE VITRÉE, 13.

1855

PRÉFACE.

—

Le somnambulisme magnétique est un fait qui a pris sa place dans la pensée de tout esprit impartial et attentif, qui sait s'adresser résolûment au fondement de toute véritable science, à l'observation. Sa nature, ses vrais caractères ont été mal définis, car l'on a comparé jusqu'ici l'état magnétique à une forme du sommeil, celui de somnambulisme lucide à une forme du rêve. Il y a là une méprise grossière, une erreur grave, que vient de consacrer encore de la manière la plus déplorable, la plus formelle cependant, la section de philosophie de l'Académie des sciences morales et politiques, qui avait mis au concours, pour l'année 1854, l'étude du sommeil psychologique et du somnambulisme artificiel ou magnétique.

Il suffit, en effet, de consulter le rapport lu à l'Académie des sciences morales et politiques, le 19 août 1854, par M. le docteur Lélut, qui avait été nommé rapporteur des mémoires admis au concours, pour s'assurer que cette assimilation est bien entière et bien complète, et qu'il entend n'accorder au somnambulisme magnétique que les facultés anormales et incomplètes du simple rêve; ce qui est nier formellement l'existence des facultés nouvelles et merveilleuses dont les observateurs sérieux, probes et attentifs, ont constaté le développement dans cet étrange et mystérieux état de l'âme.

Le but de ce travail est de déterminer la nature et le caractère propre du somnambulisme magnétique; de montrer la différence radicale qui le sépare du sommeil normal, du rêve et de l'extase, états différents avec lesquels il a été confondu jusqu'à présent. J'ai tenu surtout à constater son caractère naturel, purement humain, et à le séparer ainsi de ces malheureuses questions de magie, de sorcellerie, de croyance aux esprits, aux âmes des morts ; questions indignes du siècle où nous vivons, qui n'ont servi qu'à le dénaturer complétement, et à éloigner de son étude les âmes craintives et crédules.

Les folies qui ont accompagné l'apparition des tables tournantes et parlantes, folies qui ont pris un moment, en Europe, le caractère d'une véritable épidémie morale, qui paraît se continuer encore en Amérique, nous donnent une idée assez exacte des aberrations qui entourent les faits nouveaux, et à quelles étranges fins on les fait trop souvent servir.

M. le marquis Eudes de Mirville, dans un remarquable et savant mémoire adressé à l'Académie des sciences morales et politiques, a cherché, avec un ta-

lent et une habileté dignes d'une meilleure cause, à
donner un corps aux tristes folies démoniaques du
moyen âge, et tenté de réhabiliter des erreurs surannées et à jamais tombées. Le grand bruit qui s'est fait
autour de ce travail, la chaleur et la vivacité avec lesquelles l'auteur s'est fait le champion ardent d'idées
qu'on croyait ensevelies à tout jamais dans la barbarie
du moyen âge, le véritable entraînement qu'il a provoqué pendant un moment, les adhésions éclatantes
qu'il a rencontrées, tout me portait vivement à désirer
qu'une réponse sérieuse, péremptoire, fût faite à ce
mémoire. Mes désirs ont été pleinement satisfaits à cet
égard, en trouvant cette réponse, telle quel je la désirais,
dans le dernier ouvrage de M. le comte Agenor de
Gasparin, sur les tables tournantes, le surnaturel en
général, et les esprits.

Je n'ai nullement envie de prendre parti, soit pour
le diable ultramontain de M. de Mirville, soit pour le
Lucifer protestant de M. de Gasparin, ni de demander
compte à ce dernier des raisons qui, hors de la Bible
et de l'Evangile, lui font rejeter tous les miracles. Je
ne place pas la question sur de tels sujets, et je ne veux,
en aucune manière, entrer dans la grande et vieille
querelle dont ces pauvres tables n'ont été que le prétexte, querelle qui ne méritait pas certainement de
faire un si grand bruit en plein dix-neuvième siècle.

La question vraie, celle que M. le comte Agenor de
Gasparin a traitée avec un rare bon sens, et cette verve
de dialectique brillante et acérée qui lui est propre,

c'est le caractère de fait naturel, de fait purement humain, qui appartient à la science du magnétisme, du somnambulisme artificiel, des tables tournantes et parlantes, qui n'en sont qu'un des mille corollaires, et même de ces faits étranges, insolites, prétendus surnaturels, dont M. de Mirville nous a complaisamment tracé la longue et curieuse histoire. M. de Gasparin a surtout su faire ressortir, avec beaucoup de force et de justesse, le caractère particulier de ce phénomène mixte des tables tournantes, qui a tant de peine à pénétrer au sein des Académies. Une émanation propre du sang, ayant lieu à travers le réseau nerveux de l'économie entière ; un fluide humain, comme je le nomme, qui, par un acte de la volonté, fait mouvoir les corps inertes auprès desquels on n'a pas la ressource de faire intervenir les merveilles de l'imagination, nous offre, en réalité, un fait capital qui ouvre un champ bien large dans le domaine des sciences, dont il menace de bouleverser les lois les plus importantes. Ainsi s'explique le dédain des Académies en face du tournoiement des tables, et leur stupéfaction de les voir tourner en vertu de lois autres que celles de la dynamique officielle.

La plus grande partie de ce travail sera consacrée à l'étude du somnambulisme magnétique lucide, que je regarde comme ce qu'il y a de plus vrai, de plus élevé, dans le grand fait du magnétisme animal, dont il me paraît devoir être considéré comme la véritable pierre de touche. Une attention particulière sera donnée à l'utilité qui peut être retirée des facultés nouvelles que développe ce merveilleux état de l'âme, dans l'application que j'en fais tous les jours au diagnostic et à la thérapeutique des maladies. Un chapitre assez étendu sera consacré à l'examen du sommeil et des rêves, ce qui me permettra de faire ressortir, d'une manière nette et tranchée, les différences radicales qui caractérisent ces divers états de l'âme.

Avant de commencer l'étude approfondie du somnambulisme, j'ai cru nécessaire, en matière aussi contestée, d'indiquer tout d'abord l'utilité qui peut en être retirée, en exposant les faits qui donnent la preuve directe des applications importantes dont est susceptible cet étrange et mystérieux état de l'âme. Je dois ces faits à la lucidité admirable de Mlle de Fontaine, somnambule qui possède au plus haut degré les facultés les plus utiles, les plus heureuses, que puisse désirer un médecin auprès de son malade. Les guérisons remarquables obtenues par les malades qui sont venus demander ses conseils, après avoir épuisé tous les moyens de la médecine la plus éclairée sans obtenir de soulagement, m'ont mis à même de faire des observations précieuses, dont j'ai tenu une note succincte et exacte. Ces observations donneront au lecteur attentif et impartial la preuve irréfragable que Mlle de Fontaine possède, dans l'état de somnambulisme magnétique, des facultés aussi étonnantes qu'admirables, telles que de pouvoir indiquer, d'une manière positive, le siége trop souvent caché des maladies, leur cause ; de donner,

par une intuition merveilleuse, les indications thérapeutiques qui conviennent à l'état du malade, et de
joindre à ces facultés la prévision singulière, étrange,
des phases et des terminaisons de la maladie.

Les applications importantes et variées qui peuvent
être faites de ce fluide humain si vivement contesté, si
passionnément combattu, pourront être surtout facilement pressenties, quand on aura reconnu les services
notables, éclatants, qu'il a déjà rendus à l'art de guérir.
C'est un champ nouveau, un champ sans limites à explorer. Le but de l'auteur sera atteint s'il est assez heureux pour éveiller chez ceux qui le liront une bien-
veillante indulgence, la conviction de la vivante réalité
du somnambulisme lucide, et de son extrême importance dans l'étude si remplie d'intérêt, d'émotions
attrayantes et variées, des phénomènes complexes et
infinis de la vie.

UTILITÉ ET APPLICATIONS

DU

SOMNAMBULISME LUCIDE

AU DIAGNOSTIC

ET AU TRAITEMENT DES MALADIES.

PREMIÈRE PARTIE.

CHAPITRE I.

L'antiquité professait un si profond respect pour les morts, qu'elle regardait comme un horrible sacrilége la pensée seule de toucher à leur dépouille, et que le souverain qui eût autorisé une autopsie aurait par là plus fortement révolté les sentiments moraux et religieux de ses peuples que par l'atrocité la plus abominable, ou le plus grand attentat contre la vie et la dignité humaines.

L'école d'Alexandrie, héritière à demi de la civilisation grecque, prit un peu le dessus sur ce sentiment honorable, si profondément enraciné, mais objet d'un culte exagéré, dangereux même sous quelques rapports.

C'est à deux des disciples les plus distingués de cette école célèbre, Hérophile et Erasistrate, que nous devons les premières notions d'anatomie prises sur l'examen direct du corps humain. Toutefois, leurs travaux demeurèrent stériles et éveillèrent si peu de sympathie que, trois cents ans après, Celse ne craignit pas de les accuser d'avoir porté un scalpel homicide et cruel sur les condamnés que leur auraient livrés vivants la faveur et la curiosité barbare des rois. Cette monstrueuse accusation ne repose, heureusement pour l'honneur de la mémoire des pères de l'anatomie, sur aucune preuve bien établie. Leurs travaux étaient trop peu importants pour être convenablement appréciés par leurs successeurs, qui auraient eu d'ailleurs trop d'obstacles à surmonter pour faire des études suivies, et l'anatomie est une science toute moderne.

Je n'ai pas besoin de rappeler l'espoir chimérique qui soutenait le courage des premiers anatomistes, ni l'ardeur fiévreuse qui dirigeait leur scalpel dégageant, les uns après les autres, tous les organes et les tissus qui les composent. Ils pensaient tous que la mort allait leur livrer le secret de la vie, et leur donner ainsi la base même d'une médecine plus positive. Mais si cet espoir a été trompé, si l'anatomie n'a livré ni le secret de la mort, ni celui de la vie, elle a rendu de grands, d'incontestables services, et détruit bien des erreurs ; mais son étude complète ne peut aller plus loin qu'à nous donner la géographie exacte de notre organisation, et elle est aussi nécessaire au médecin et au chirurgien surtout, que l'est au voyageur la carte géophique de la contrée qu'il veut explorer.

A ce propos, la comparaison ingénieuse d'un de nos habiles anatomistes me revient à la mémoire ; je l'ai entendu, dans un de ses cours, se comparer spirituellement, lui et ses confrères, à ces portefaix qui, connaissant très-bien les rues de Paris, y circulent sans s'égarer, mais qui ne pénètrent pas dans l'intérieur des maisons et ne savent pas ce qui s'y passe. Le scalpel circulait, en effet, avec une grande sûreté, dans les rues du corps humains ; il en suivait les replis et les sinuosités, mais les maisons lui étaient fermées, ou, du moins, s'il y entrait, il ne savait ce qui s'y faisait, et les ouvriers qui manipulaient les matériaux de la vie et entretenaient le jeu de l'organisme lui demeuraient invisibles.

Le secret de la vie a été, de nos jours, cherché ailleurs, mais nulle part plus vivement et avec plus d'entrain que dans l'étude approfondie de notre organisation ; son secret est bien là, en effet, mais pendant que la vie l'entretient, et non quand elle l'a abandonnée. Il est donc permis d'espérer que ce secret peut et doit être supris, s'il est possible d'étudier le jeu de notre merveilleux organisme, pendant que la vie en fait agir et mouvoir les mystérieux et magiques ressorts. La vue somnambulique à travers les corps opaques nous conduit directement à la solution de ce grand et magnifique problème ; aussi est-il facile de comprendre comment cette rare et précieuse faculté,

1.

apanage de quelques organisations privilégiées, nous ouvre un horizon si magnifique, si étendu, dans le domaine de la vie.

Eh bien ! cette autopsie vivante, le rêve des véritables amis du progrès de la médecine, est niée, honnie par les Académies, comme elles ont nié et outragé la vaccine, la circulation du sang, comme Celse rejetait de son temps, en les outrageant aussi, les travaux anatomiques de l'école d'Alexandrie. Cette autopsie vivante est un fait, les conséquences qu'elle doit amener sont infaillibles, et elle se présente déjà comme le couronnement magnifique de l'anatomie, dont elle doit vivifier et féconder les admirables conquêtes ; elle devient par là la base tant cherchée d'une médecine rationnelle et positive.

Mais, comme toutes les vérités à leur berceau, le somnambulisme magnétique a été fort mal apprécié, et, avant d'être envisagé sous son vrai jour, avant de se présenter aux yeux de tous comme un fait résultant des lois de l'organisme, comme un fait naturel, purement humain, il a dû subir les déplorables entraînements des passions intéressées à le perdre, les persécutions habituelles de l'erreur et de l'ignorance des temps.

Cela est malheureusement dans l'ordre des choses de ce monde, et il en est ainsi de toutes les vérités importantes, qui ont un grand avenir devant elles. La maladie elle-même n'a pas échappé à ce courant destructeur, qui s'attaque à toutes les choses utiles, dont la loi est d'être laborieusement conquises; dans l'enfance des sociétés, elle a été considérée comme un résultat de l'intervention des puissances surnaturelles; on lui attribuait l'origine que certains esprits donnent encore au somnambulisme magnétique. Je trouve une preuve, entre mille autres, des lentes et pénibles gradations de l'esprit humain à considérer la maladie sous son vrai jour, dans les paroles suivantes [1] :

« Il y a dans la maladie, dit M. Littré, non pas opposition de lois nouvelles, mais perversion et dérangement des lois préexistantes; en d'autres termes, elle n'est qu'un cas particulier de la physiologie, seulement un cas plus compliqué; car, outre la condition physiologique qui doit être connue, il faut connaître le mode qui détermine la cause morbifique par son action. Dans les temps anciens, les hommes, à l'aspect des phénomènes inattendus, étranges, menaçants, que présente la maladie, crurent qu'elle provenait, soit de la colère des puissances célestes, soit de la méchanceté d'êtres surnaturels et malfaisants. A ce point de vue, la maladie était, dans son essence, aussi éloignée que possible des corps qu'elle frappait, dépendant, non pas du travail qui se faisait en ce corps, mais de volontés extérieures et supérieures. Plus tard, l'étude des choses faisant des progrès, les idées se modifièrent, et Hippocrate fut un de ceux qui, dans l'antiquité,

---

[1] *Science de la vie dans ses rapports avec la chimie*, par M. le docteur E. Littré, de l'Institut.— *Revue des Deux-Mondes*, janvier 1855, pages **82, 83.**

s'efforça le plus de faire prévaloir l'opinion que toutes les maladies sont de cause naturelle ; mais, tout en se rapprochant ainsi de la vérité, comme au fond on n'avait pas encore la connaissance des lois physiologiques, on avait encore moins celle des lois pathologiques, qui en dérivent, et la maladie fut considérée comme quelque chose d'essentiel, n'ayant rien de commun avec les conditions même de la santé ; enfin, un pas de plus a conduit au fait réel, qui est que, dans la maladie, il n'y a rien d'essentiel, rien de créé à nouveau, et que tout y est encore dû aux propriétés inhérentes à l'organisme, mais alors sollicitées par des causes hétérogènes, nuisibles et délétères. »

Quoique contestés encore par l'orgueil et les intérêts attachés à ruiner son existence, le magnétisme et le somnambulisme lucide sont fort utiles à connaître, surtout pour tout ce qui a trait à l'entretien de la santé et à la guérison des maladies ; ils appartiennent naturellement à la physiologie du système nerveux, cette grande inconnue médicale qui reste toujours le secret de l'avenir, et ils méritent par là un examen sérieux et approfondi.

Les faits s'accumulent et grandissent tous les jours ; il est assez peu flatteur de remarquer que la France est en retard pour leur étude, car ils sont beaucoup mieux étudiés et compris à l'étranger. En Autriche, en Prusse, en Russie, en Suède, en Espagne, le magnétisme et le somnambulisme ont leur place marquée dans le domaine des sciences médicales. C'est une chose triste et peu honorable à constater que l'obstination aveugle de l'Académie de médecine de Paris à refuser l'examen d'une question qui préoccupe si vivement les esprits depuis plus de soixante-dix ans. Ce refus obstiné d'examen de la part de l'Institut est une des causes principales qui ont empêché jusqu'ici d'en déterminer les applications sérieuses, utiles, et la véritable portée scientifique.

C'est un fait général et bien connu que les vérités nouvelles n'arrivent à conquérir leur place dans le monde qu'après beaucoup de temps, d'entraves et de persécutions. Énumérer les luttes et les humiliations subies par les vérités à leur berceau, ce serait faire l'étude de la marche douloureuse et pénible des progrès de l'esprit humain à travers le cours des siècles ; il a plu à Dieu qu'il en soit ainsi, et il a donné aux hommes l'exemple de la résignation et de la patience, en nous montrant les vérités de l'ordre divin lui-même ne faire leur chemin qu'après les douleurs, les angoisses poignantes et terribles du Calvaire, et l'agonie de la croix.

Quand on va au fond des choses, on voit qu'il est inévitable qu'il en soit autrement ; en effet, un phénomène nouveau, fécond en conséquences utiles d'une grande portée, appelé par son importance à remplir un rôle plein de grandeur et d'éclat, porte nécessairement atteinte à bien des abus, renverse, en montrant leur fausseté et leur néant, bien des idées reçues depuis longtemps, ébranle et détruit par contre-coup un grand nombre de positions, et frappe ainsi rudement les deux cordes les plus sensibles de l'humanité, ses intérêts et son orgueil.

Le somnambulisme magnétique a eu sa large part de longues et douloureuses déceptions, de pénibles persécutions ; bien souvent ses nombreux et implacables ennemis l'ont frappé au cœur et l'ont tenu pour mort, mais leur attente a toujours été trompée et le serait forcément encore, car le somnambulisme magnétique puise sa vie à des sources qu'il n'est pas donné à l'homme de tarir. Tout étrange, en effet, que soit son existence, il est un des phénomènes de la vie, et il n'est pas en la puissance de l'homme d'en éteindre le principe, ni les manifestations complexes sous lesquelles il se montre aux yeux de l'observateur attentif et impartial. Comme toutes les vérités capitales, le somnambulisme lucide a eu ses martyrs ; mais désormais, grâce à leur généreux et noble dévouement, quels que soient les périls des luttes courageuses qui doivent marquer sa marche progressive et bientôt glorieuse, il arrivera à conquérir, dans le domaine des sciences de la vie, le rang important que lui réservent les desseins de la Providence, qui n'a pas permis qu'on le fît périr à son berceau.

Si, depuis plus de soixante-dix ans qu'il a reparu avec éclat sur la scène du monde, le somnambulisme magnétique a eu contre lui la résistance opiniâtre et passionnée des corps savants, intéressés à nier son existence, les colères et les agressions injustes des méde-

cins, il a trouvé des défenseurs intrépides et désinté-
ressés, de hautes et nobles intelligences qui ont su en
faire ressortir la portée immense, la grandeur incom-
parable. La voie est ouverte, les principaux jalons sont
échelonnés, et il n'y a plus qu'à suivre la trace des
éclaireurs intrépides qui nous ont devancés.

Toutefois, il existe encore à cet égard un sentiment
de retenue, d'indécision, qui n'a pas encore permis de
franchir le dernier pas; les esprits timides ont la faiblesse d'attendre la consécration des Académies, les
esprits froids et formalistes craignent de s'aventurer
dans une voie périlleuse. Il semble vraiment que ce
dix—neuvième siècle, si hautain et si fier de sa destinée, qui a été un novateur si grand, si hardi et si heureux dans le domaine physique; qui a enchaîné et rendu
la vapeur son esclave frémissante, mais docile cependant, sur les voies ferrées et au sein même des tempêtes
de l'Océan; qui a inventé le fil électrique qui, d'ici à
quelques années, réunira les deux pôles du monde
dans un embrassement magnétique; qui a fait en cinquante ans plus de conquêtes scientifiques et indus-
trielles que la longue et séculaire enfance du moyen
âge; il semble, dis—je, qu'il n'aborde qu'en tremblant
les phénomènes mixtes de la vie sur la matière.

J'exposerai, dans le cours de ce travail, à quelles
conditions est assujetti le développement du grand fait
du somnambulisme magnétique, et à quelle cause
tient ce phénomène merveilleux de la lucidité, qui
forme une vie à part dans la vie, dont il semble être

l'exagération intellectuelle, une émanation presque divine. Il y a là un fait primitif qu'il faut savoir accepter résolûment ; c'est un des phénomènes de la vie qui est, a sa raison d'être comme elle ; les dénégations ne pourront arriver à altérer sa nature, ni diminuer son importance, ils ne serviront qu'à le mettre plus vivement en lumière.

En attendant que l'opinion ait acquis assez d'entraînement et de puissance pour arriver à forcer la science officielle à entrer enfin dans la voie d'un examen sérieux, il est d'une grande utilité, nécessaire même, pour hâter l'arrivée de ce moment, que les médecins éclairés qui ont su comprendre le parti précieux qu'on peut retirer de l'étude du somnambulisme lucide se lient entre eux ; qu'ils fassent cause commune avec les belles et généreuses intelligences qui ont su apprécier leur dévouement à la vérité, et, élevant ensemble la voix, faisant même appel à la loyale reconnaissance des malades, qu'ils dressent à leur tour autel contre autel ; qu'ils élèvent bien haut leur brillant flambeau, sa lumière éclairera même nos ennemis, les aveugles exceptés.

L'expérience journalière nous apprend que le somnambulisme lucide nous ouvre une voie large et sûre dans le domaine de la science de la vie ; la crainte d'un entraînement, d'une erreur, ne peut donc nous atteindre. Aurions-nous à redouter les sarcasmes, les dédains ridicules de l'Académie ? Mais ce sont là de pauvres armes scientifiques ; elles sont d'ailleurs à deux tranchants, et les faits bien connus, convenablement appréciés, ces armes se tourneront d'elles-mêmes contre la docte compagnie. Il y a toujours dignité et honneur à défendre la vérité persécutée, et à mettre en pratique la belle et noble parole des anciens preux : « Fais ce que dois, advienne que pourra. »

L'art de guérir a des indications précieuses, importantes, à retirer de l'étude du somnambulisme lucide ; il n'y a pas à Paris de médecin éclairé, et jouissant d'une honorable clientèle, qui n'ait été souvent consulté sur ce qu'il pense du magnétisme, et surtout de la lucidité somnambulique. Parmi les praticiens les plus connus de la capitale, il y en a peu qui n'aient été à même de constater, d'une manière bien positive, des guérisons opérées par des somnambules sur des malades dont l'état leur avait paru complétement désespéré. Beaucoup ont été certainement très-frappés de semblables résultats, et cela devait être ; mais, à part quelques brillantes et loyales exceptions, soit fausse honte, soit orgueil blessé, ils ont préféré attribuer au hasard des résultats qui dépassaient leur jugement ou leurs prévisions, plutôt que d'aller à la recherche des causes qui les avaient produits.

Le hasard est à coup sûr un très-grand maître dans quelques circonstances exceptionnelles, et il n'est pas de praticien expérimenté qui n'ait, au fond de son cœur, à l'accuser et quelquefois aussi à le remercier de bien des surprises ; mais quand ce hasard, cette coïncidence, comme on dit parfois, se répète souvent, dans des conditions précises, déterminées, et qu'il réussit là où tous les efforts de l'art le plus consommé, de la science la plus éclairée, la plus habile, ont échoué, faudra-t-il lui conserver dans ce cas le nom de hasard heureux, de simple coïncidence ou de fait insolite, inusité, auquel rien de sérieux ne peut être attaché ? Ce serait là, à coup sûr, une prétention bien téméraire, et d'autant moins soutenable que, lorsqu'on regarde de plus près aux phénomènes produits, qu'on les étudie l'esprit libre de préventions, dégagé d'idées préconçues, on arrive très-rapidement à concevoir de quelle grande portée, de quel puissant secours ils peuvent être dans un grand nombre de cas difficiles, et surtout dans les moments critiques de la maladie.

Le premier besoin du médecin, auprès de son malade, est d'être bien fixé sur le siége du mal, son point de départ et son étiologie ; les symptômes lui donnent les premiers indices sur le siége présumé de la maladie, mais le laissent, la plupart du temps, incertain sur sa véritable cause, son point de départ réel ; il en retire cependant les premières indications pour la combattre. Le véritable praticien, qui sait s'entourer de tous les moyens d'investigation que lui fournissent les procédés scientifiques et sa sagacité, est trop souvent, à cet égard, dans une perplexité et une indécision vraiment cruelles, qui mettent sa responsabilité en péril et compromettent les jours du malade. Que d'efforts, dans ces cas malheureusement trop fréquents, que de recherches pénibles ne lui faut-il pas pour arriver à préciser à demi la cause du mal, son véritable siége ! Au bout d'un temps, toujours trop long pour le malade, il croit enfin l'avoir trouvé : il agit en conséquence, et une catastrophe inattendue vient, en déchirant son cœur, réveiller tous ses doutes, toutes ses affreuses perplexités ! Un dernier moyen d'investigation lui reste, l'autopsie, qui sert quelquefois à l'éclairer pour éviter de nouveaux malheurs, d'amères et tristes déceptions. Mais quand cette dernière et lugubre lueur vient l'avertir, non-seulement de sa déplorable erreur, mais de son impuissance, dans des cas analogues, à éviter une méprise fatale, car la mort est un triste flambeau pour éclairer la vie, combien de fois n'a-t-il pas appelé à son aide une lumière d'en haut qui lui permette de voir, d'analyser, pendant le cours de la maladie, le jeu de ces organes qui, sous son scalpel impuissant, ne lui donnent que des demi-lueurs, des doutes effrayants !

Eh bien ! cette autopsie vivante que le médecin vraiment pénétré de la sainteté et de la grave dignité de sa profession appelle si souvent à son aide, la vue somnambulique à travers les corps opaques la lui donne, et il rejette ce secours inespéré ! Ce flambeau merveilleux qu'il appelle à grands cris dans ses heures de perplexités affreuses, de mortelles angoisses, Dieu

le lui envoie, et, parce qu'il ne vient pas à lui sous
une forme réglée par la science, non-seulement il le
repousse, mais il cherche à l'éteindre, il ose même
porter sur lui une main sacrilége !

Ce flambeau providentiel doit éclairer la science,
soulager l'humanité souffrante, diminuer le nombre
de ses misères et de ses longues douleurs, et, parce
que nous ne savons pas encore analyser les rayons
magiques de sa belle lumière, que nos faibles yeux
ne sont pas encore accoutumés à son éclat, nous le
repousserions et nous voudrions le faire rentrer dans
le néant, dont il a plu à Dieu de le faire sortir ? Une
semblable aberration de l'esprit humain n'est plus
possible, en présence des faits nombreux, incontestables, qui montrent les faits magnétiques sous un
jour si éclatant. Revenus à des idées plus nettes,
mieux comprises, sur ces étranges manifestations du
système nerveux, les médecins intelligents et éclairés
comprendront enfin quel immense secours peut leur
apporter la vue des somnambules, non-seulement
pour la précision du diagnostic médical, mais encore
pour des indications thérapeutiques nouvelles.

Il y a là un progrès immense à réaliser, une véritable révolution à faire dans le domaine de la science
médicale, où tout converge vers la précision du diagnostic et le traitement. Tout doit tendre, en effet, à
éclairer ces deux points essentiels, fondamentaux.
Bien connaître le mal, le guérir, voilà la bonne, la
vraie médecine, la seule, au reste, que les malades

veuillent avec raison comprendre et admettre, et c'est celle que le somnambulisme lucide éclaire d'une merveilleuse lumière. Appliqué à l'étude des nombreuses sciences qui sont la conquête laborieuse et l'honneur de l'esprit humain, son rôle sera aussi considérable que celui qui l'attend dans le domaine des faits médicaux. Greffé sur l'arbre de la science, il y portera une séve abondante et nouvelle, lesquels fournira des rameaux étendus, magnifiques, qui se chargeront bientôt de fruits précieux et encore inconnus.

Dans l'exercice de ma profession de médecin, je m'occupe, depuis nombre d'années, de l'application des facultés du somnambulisme lucide à l'étude du diagnostic et du traitement des maladies. J'ai dû aux précieuses lumières que cette étude toute nouvelle m'a fournies des résultats si heureux, si remarquables, que je crois rendre service à la science, être agréable à mes lecteurs, en leur donnant un exposé sommaire de quelques-uns des cas les plus intéressants de guérison que j'ai heureusement obtenus. La grande majorité des malades qui font l'objet de cette étude sont vivants, et peuvent témoigner de la vérité de tout ce que je dis sur eux. Ces malades, après avoir eu recours aux sources les plus élevées de la médecine officielle, désespérant, comme les médecins distingués auxquels ils avaient confié le soin de leur santé, d'un soulagement qui n'arrivait jamais, ou d'une guérison dont l'espérance même était complétement abandonnée, ont trouvé un bien-être, une guérison inattendue, en suivant avec exactitude les conseils clairvoyants de Mlle de Fontaine, somnambule admirable que je dirige depuis longtemps.

Je ferai observer que, depuis plus de cinq ans que j'exerce ma profession avec l'aide et le concours de la vue somnambulique, je n'ai trouvé d'indication impérieuse de pratiquer la saignée que dans deux cas. On trouvera sans doute que je me suis rapidement pénétré de la pensée de tous les bons somnambules, qui n'admettent pas que le corps humain ait jamais trop de sang, et qui disent que, si le sang circule mal très-souvent et détermine par là des congestions variables des divers organes, on peut et on doit, sans recourir aux émissions sanguines, rétablir la circulation par des moyens plus sûrs, qui n'ont pas le grave inconvénient de porter toujours une atteinte plus ou moins grave à la constitution du malade.

Un de mes honorables confrères, le docteur Boudin, médecin en chef de l'hôpital militaire du Roule, à Paris, ayant conquis un nom et une position distingués par ses nombreux et remarquables travaux scientifiques, m'a affirmé, il y a quelques mois, qu'il avait également renoncé d'une manière presque complète à l'emploi de cette déplorable médication des saignées. La supériorité de sa méthode lui a été confirmée par un fait bien concluant de statistique ; car, en comparant le relevé des décès de son hôpital avec celui des hôpitaux du Val-de-Grâce et du Gros-Caillou, il a pu constater, d'une manière mathématique, qu'à chiffre égal de malades traités dans les trois hôpitaux, pendant les années 1851, 1852, 1853, il avait un tiers de morts en moins que ses confrères du Gros-Caillou et du Val-de-Grâce.

Les relevés statistiques du Conseil de santé au ministère de la guerre permettent de vérifier l'exactitude du fait constaté par M. Boudin, et ce qui lui donne une importance toute spéciale, c'est que mon honorable confrère n'a guère à traiter, comme médecin en chef d'un hôpital militaire, que des malades appartenant à l'élite de la population, et dont l'âge oscille entre vingt et trente ans, moment de la vie où le sang est animé des mouvements les plus rapides, les plus violents, et où l'organisme est plus habituellement soumis aux maladies inflammatoires.

La remarque que je viens de faire pour la saignée s'applique également à beaucoup d'autres moyens violents, perturbateurs, employés par la médecine actuelle avec un entrain regrettable, et que les somnambules rejettent avec une vivacité et une persistance des plus singulières. Il y a surtout les deux points dominants de la thérapeutique générale qu'ils apprécient avec une admirable justesse et un rare bonheur : ce sont les doses des remèdes exactement appropriés à l'état des forces du malade, et la convenance, l'opportunité merveilleuse du jour, de l'heure, de la minute où tel remède peut et doit être appliqué.

Il suffit, pour tout esprit impartial et éclairé, d'exposer ces considérations rapides, pour juger de toute leur importance, et pour faire comprendre comment j'ai eu le bonheur de réussir là où de plus habiles et de mieux placés que moi, par leurs lumières incontestables et leur haute position scientifique, ont cependant échoué.

Si les exigences multipliées de ma clientèle me le permettent, je développerai un jour la théorie et les particularités nombreuses qui donnent un caractère particulier et une utilité considérable aux indications thérapeutiques fournies par la lucidité somnambulique, et sur quels faits elles reposent.

En attendant que je puisse rassembler les matériaux de cet important travail, je vais donner d'une manière sommaire quelques-unes des observations de guérison les plus remarquables, dont j'ai tenu note exacte, et que je dois à la lucidité si remarquable de Mlle de Fontaine. Ces quelques faits permettront déjà d'apprécier d'une manière exacte la grande importance de la lucidité des somnambules comme moyen de guérison.

CHAPITRE II.

OBSERVATIONS.

Première Observation.

M. Ch... F..., négociant à Binche (Belgique), âgé de quarante-un ans, d'une constitution athlétique, ayant entendu parler des cures remarquables que j'avais obtenues en appliquant la lucidité somnambulique au diagnostic et au traitement des maladies, vint me trouver, en me manifestant le désir de prendre les conseils de ma somnambule, M{}^{lle} de Fontaine, dont il avait entendu beaucoup vanter l'admirable lucidité.

Mise en rapport, dans l'état magnétique, avec M. Ch... F..., la somnambule lui dit, après quelques minutes d'examen : qu'il était atteint d'une carie à la troisième phalange de l'annulaire droit, et que le doigt avait commencé à souffrir depuis déjà deux ans ; que ce mal, qui lui occasionnait des douleurs intolérables, jour et nuit, la nuit principalement, était le motif de sa visite chez elle. Elle trouva le sang extrêmement

appauvri par suite d'une diète intempestive trop longuement prolongée, et ayant produit un état touchant
déjà au marasme ; le cerveau fatigué à l'excès, par suite
d'une longue privation de sommeil ; la poche qui enveloppe le cœur (le péricarde) remplie d'eau (de sérosité), ce qui donnait lieu à des oppressions très-pénibles,
et que l'oppression avait dû antérieurement prendre
le caractère d'une véritable suffocation, le péricarde
présentant encore les traces d'une inflammation aiguë,
remontant à six mois. Les autres organes ne lui ont
présenté aucune particularité à noter. L'appétit est nul
depuis longtemps.

La somnambule indiqua le traitement à suivre, et
s'engagea formellement, non-seulement à rétablir l'état général du malade, qui était passé à un état de dépérissement et de maigreur vraiment effrayant, mais
encore à faire détacher, en dix jours, la partie d'os nécrosé, dont elle précisa toutes les dimensions en millimètres ; elle demanda six semaines pour en obtenir la
cicatrisation complète et guérir radicalement l'hydropéricarde.

Le malade fut vivement frappé des paroles de la
somnambule, il était surtout extrêmement surpris
qu'elle lui eût si exactement décrit sa maladie, et rapporté aussi fidèlement la date à laquelle elle avait commencé. Il nous dit que tous les praticiens éclairés qu'il
avait consultés à Binche, Mons et Bruxelles, étaient de
l'avis unanime que l'amputation du doigt était d'une
nécessité absolue, et que quelques-uns pensaient même

que la désarticulation du métacarpien correspondant
à la phalange nécrosée devait être faite. Il ajouta que,
ne pouvant se résoudre à une extrémité aussi pénible,
il était venu à Paris consulter les premières autorités
chirurgicales, qui avaient malheureusement partagé
l'avis de leurs confrères de Belgique et déclaré l'opération urgente.

J'examinai alors très-attentivement le doigt affecté,
ainsi que la poitrine, et ayant reconnu l'exactitude des
faits annoncés par la somnambule, j'engageai le malade
à suivre le traitement qu'elle avait prescrit. M. Ch...
F..., fort ébranlé de tout ce que lui avait dit la somnambule, et très-ému de la promesse qu'elle lui avait
faite de conserver son doigt, prit son parti et se confia
à nos soins. Au bout de deux jours de traitement, les
douleurs furent assez calmées pour permettre un peu
de sommeil. Emerveillé d'un résultat aussi prompt et
si peu attendu, après l'essai infructueux de tous les
moyens précédemment employés, le malade vint me
prier, après avoir pris une nouvelle consultation somnambulique, de vouloir bien lui céder une chambre de
mon appartement, espérant suivre avec plus de facilité
chez moi qu'à son hôtel le traitement déjà si heureusement commencé.

Au bout des dix jours annoncés par la somnambule,
la partie d'os nécrosé, que je voyais déjà légèrement
ébranlée depuis trois jours, céda sans effort et sans
douleur à une légère traction de la pince à pansement,
opérée par le malade lui-même. Le pansement ter-

miné, notre premier soin fut de mesurer les dimensions de l'esquille, pour nous assurer si les mesures
données par la somnambule, à sa première consultation, étaient exactes. Après un examen minutieux,
toutes les mesures, en longueur, largeur et profondeur,
dont nous avions tenu note exacte, furent trouvées
d'une précision mathématique. Aussi la stupéfaction
du malade, en présence d'un pareil résultat, était-elle
aussi grande que la joie qu'il éprouvait de se voir débarrassé de son esquille.

A partir de ce moment, l'appétit et les forces reprirent peu à peu, et l'état général du malade s'améliora bientôt d'une manière notable ; la plaie se couvrit
rapidement de bourgeons charnus de bonne nature, et
au terme du temps fixé par la somnambule, la cicatrisation de la plaie fut complète, et M. Ch... F... put re-
tourner en Belgique reprendre ses occupations si longtemps interrompues. Commencé le 14 mai 1851, le
traitement fut terminé le 27 juin suivant. Depuis cette
époque, la guérison ne s'est pas démentie un seul instant, et aucun phénomène morbide appréciable ne
s'est présenté, soit du côté du péricarde, soit du côté
du doigt si longtemps souffrant, dont M. Ch... F...
a d'ailleurs conservé le libre usage.

Je termine cette observation en transcrivant textuellement la lettre que m'adressa le malade au bout
de plus de deux mois de retour dans ses foyers.

« Binche, le 17 septembre 1851.

« MONSIEUR ET CHER DOCTEUR,

« Je viens m'acquitter, avec un véritable bonheur, de la promesse que je vous avais faite, en quittant Paris, de vous rendre compte, au bout de trois mois, de mon état général et de celui de mon doigt. Ma tâche sera bientôt remplie, car le mieux a toujours été croissant ; mes forces sont complétement revenues ; j'ai pris beaucoup d'embonpoint, et mon appétit est tel que je crois dévorer, depuis que je vous ai quitté, l'arriéré complet de mes deux années de diète.

« Mon doigt ne présente plus qu'une légère cicatrice, qui s'est raffermie de jour en jour et n'a pas laissé de difformité visible à mon doigt. Je viens de faire une magnifique chasse, pendant laquelle je suis resté onze heures sur mes jambes. J'ai tiré bon nombre de coups de fusil, et mon doigt malade a fait son service comme les autres, sans que j'aie éprouvé la plus légère douleur ; il est si bien que je ne m'en occupe plus.

« Vous recevrez un panier de gibier, que je vous serai obligé de vouloir bien offrir à Mlle de Fontaine. Je lui envoie les premières pièces tuées ; j'espère qu'elle voudra bien me faire l'honneur de les accepter : elles lui sont bien dues ; car, sans elle et vos bons soins, cher docteur, je n'aurais plus mon doigt, peut-être même ma main, et probablement je ne serais plus de ce monde. Veuillez lui dire, en même temps, que je n'oublierai jamais le bienveillant intérêt qu'elle n'a cessé de me porter durant ma douloureuse maladie, et que je serai toujours heureux de trouver l'occasion de lui donner des preuves de ma profonde reconnaissance.

« Veuillez croire, Monsieur et cher docteur, à toute ma gratitude et à mes sentiments dévoués pour vous; soyez assez bon pour faire agréer à Mlle de Fontaine mes respectueux hommages et l'assurance de mes sentiments distingués.

« Votre reconnaissant et dévoué serviteur,

« Ch... F... »

Deuxième Observation.

M. A... S..., officier supérieur d'état-major, me fit appeler en consultation, pour connaître le jugement que porterait Mlle de Fontaine sur la maladie de son fils, âgé de neuf ans.

Mise en rapport avec le jeune malade, la somnambule déclara : que les plèvres et le poumon gauche étaient enflammés; que le poumon présentait trois taches ou tubercules; que les méninges étaient congestionnées, mais non enflammées, par suite de la gêne extrême de la circulation du sang au cœur et aux poumons. Elle fit remonter à onze jours l'invasion de la pleuro-pneumonie, qu'elle attribua à une sueur rentrée, donna l'énumération exacte de tous les symptômes qui s'étaient présentés dans le courant de la maladie, et accusa le traitement suivi d'avoir été trop violent pour la constitution délicate, presque chétive de l'enfant.

Le médecin traitant, qui assistait à la consultation, fit observer, pour défendre son traitement, approuvé d'ailleurs par les deux médecins consultants qu'il avait fait appeler, qu'outre la pleuro-pneumonie tuberculeuse, il existait une méningite aiguë, également tuberculeuse, qui lui paraissait incontestable ainsi qu'à ses collègues, et dont elle ne lui paraissait pas tenir un compte suffisant. La somnambule lui répondit qu'elle ne voyait ni tubercules, ni inflammation aux méninges, qu'elle n'y voyait qu'un état de congestion, conséquence de l'état fluxionnaire de la poitrine ; elle constata qu'on avait dû observer que le cerveau ne s'était engagé que cinq jours après la poitrine, et elle affirma que la pleuro-pneumonie guérie, la tête se dégagerait complétement, sans qu'il restât aucune trace de désordre cérébral.

Le père de l'enfant demanda à la somnambule si elle pouvait répondre de la vie de l'enfant ; elle affirma qu'elle était assurée de faire cesser dans trois jours le danger de mort qui existait, et d'amener en douze jours une guérison complète.

Tout ce qui avait été annoncé par la somnambule était d'une exactitude parfaite ; toutefois, malgré la surprise générale des personnes qui assistaient à la consultation, personne ne croyait aux affirmations de guérison qu'elle avait données, les trois médecins qui donnaient leurs soins au malade ayant déclaré qu'une terminaison fatale devait avoir lieu dans les quarante-huit heures. Les paroles de la somnambule, le pronostic fatal si formel porté par mes confrères, levèrent toute hésitation chez les parents, qui n'hésitèrent pas à nous confier leur enfant.

Le traitement fut suivi avec une exactitude mathématique ; à l'heure, à la minute, les prescriptions de la somnambule étaient fidèlement remplies ; aussi, au bout des trois jours annoncés, non-seulement l'enfant vivait encore, mais l'état, quoique sérieux encore, ne présentait plus de danger imminent. A partir de ce moment, les symptômes s'amendèrent très-rapidement, et le mieux fut bientôt tel que l'enfant entrait en convalescence franche au bout des douze jours demandés par Mlle de Fontaine.

La convalescence terminée, la somnambule prescrivit un traitement hygiénique, en prévenant les parents que la santé de leur enfant devait être attentivement surveillée, et qu'il aurait besoin de soins jusqu'après la puberté.

Commencée le 10 mai 1852, la guérison a été assurée le 22 du même mois ; il n'est pas survenu de récidive, et les prévisions de la somnambule sur l'intégrité des facultés cérébrales se sont complétement réalisées, car l'enfant est toujours très-intelligent.

Troisième Observation.

Mlle M... de W..., âgée de vingt-trois ans, d'une
constitution sanguine extrêmement nerveuse, vint
consulter Mlle de Fontaine, qui, après s'être mise en
rapport avec elle, dans l'état magnétique, lui déclara
qu'elle était habituellement tourmentée de coliques
parfois violentes, atroces, et cela depuis sept ans ; elle
fixa à l'arc du colon descendant le siége et le point
de départ de ces coliques, dont elle attribua la cause
à la présence de vers longs, de couleur rouge et blanche,
ressemblant à des vers de terre, mais plus blancs que ces
derniers (lombrics) ; elle les compta et en trouva vingt
et un, dont trois beaucoup plus gros que les autres ; elle
les voyait enfermés dans une sorte de poche membraneuse, dans laquelle ces *vilaines bêtes* avaient élu domicile. Elle constata chez la malade un éloignement
invincible pour certains aliments, un appétit très-
capricieux et habituellement fort exigeant ; une sensibilité et une irritabilité nerveuse extrêmes. A part
cela, l'état général de la santé lui parut bon.

Non contente de ces indications, la somnambule
indiqua le jour où Mlle M... de W... devrait prendre
un vermifuge particulier, dont elle formula très-nettement les doses, le mode de préparation et d'administration ; elle ajouta, en terminant la consultation,

qu'une heure et demie après la prise de la potion vermifuge, il se déclarerait des coliques d'une violence
inouïe, mais qu'il ne fallait pas s'en alarmer, que les
vers seraient rendus à la troisième selle, et la poche
membraneuse à la cinquième ou sixième.

Mlle de W... constata la justesse des observations
faites par la somnambule, et nous assura qu'elle pren-
drait la potion vermifuge ordonnée, dans l'espérance
d'être délivrée de ces pénibles coliques, qui n'avaient
pu jusque-là être calmées par aucun moyen, étant décidée à tout employer pour s'en délivrer; elle ajouta
cependant qu'elle avait toutes les peines du monde à
croire que son corps pût servir ainsi d'asile à des parasites aussi laids et aussi incommodes.

Au jour fixé, la potion vermifuge fut prise, et une
heure et demie après, survinrent des coliques d'une
violence inouïe, qui furent suivies, à intervalle assez
rapproché, de deux selles, sans présence de lombrics.
Quelques moments après, un cri perçant poussé par
Mlle de W... m'avertit que quelque chose de nouveau
s'était passé; j'accourus, et je pus constater dans le
vase la présence des lombrics annoncés, qui furent
rendus en masse globuleuse du volume d'une très-
grosse noix, masse qu'il fallut démêler, pour vérifier
le nombre des vers, qui était réellement de vingt et
un, dont trois d'un volume beaucoup plus gros que les
autres. Une heure après, il y eut deux déjections, mélangées d'une substance membraneuse, d'une couleur
grisâtre, en forme de lanières lamelleuses entrelacées,

et qui était bien certainement la matière de la poche également annoncée, dans laquelle les vers avaient élu domicile.

Je pus constater par moi-même ce que je viens d'annoncer, ayant manifesté le désir et obtenu la permission de suivre les effets du vermifuge auprès de Mlle de W..., en compagnie de deux membres de sa famille, qui purent vérifier avec moi la merveilleuse précision de la somnambule.

Le lendemain du jour où les vers avaient été rendus, Mlle de W... vint de nouveau consulter la somnambule, afin d'être bien assurée qu'elle ne donnait plus encore une hospitalité forcée à de pareils parasites. Après un examen assez long des intestins qu'elle voyait encore tout bouleversés de la secousse de la veille, Mlle de Fontaine déclara qu'elle ne voyait plus de vers, mais qu'elle apercevait très-bien bien la place qu'ils avaient occupée, qui présentait une teinte beaucoup plus pâle de la muqueuse intestinale. Elle annonça à Mlle de W... qu'elle ne souffrirait plus de ses coliques, qu'elle aurait un appétit plus régulier, n'aurait plus de répugnance, comme auparavant, pour certains aliments, et deviendrait bien moins irritable.

Mlle de W... nous a amené un grand nombre de personnes de sa connaissance, auxquelles elle avait raconté, dans l'enthousiasme de sa surprise, sa cure étonnante, et elle m'a assuré que les dernières prévisions de la somnambule se sont également réalisées de point en point.

Quatrième Observation.

M. D.., de J..., directeur, à Paris, d'une des administrations de l'Etat, âgé de soixante ans, me fit inviter à me rendre chez lui, en me priant d'accompagner Mlle de Fontaine, dont il désirait connaître la pensée sur sa maladie, dans l'état de somnambulisme.

Le rapport étant établi avec le malade, la somnambule déclara : qu'il existait une névralgie rhumatismale articulaire, occasionnant des douleurs atroces, intolérables, de toutes les articulations des membres et de l'épine dorsale ; elle constata un gonflement œdémateux énorme de toutes les articulations, surtout de la main gauche, des genoux et des cous-de-pied. Elle fit remonter le développement de cette maladie à quinze ans, dit que, depuis douze ans, il existait une gêne assez grande à l'articulation de l'épaule gauche ; que, depuis six mois, toute marche était absolument impossible, et que l'usage des mains était interdit, au point que le malade ne pouvait même pas signer. Elle trouva le cerveau intact, mais fatigué par la continuité des douleurs et le manque presque absolu de sommeil ; l'appétit nul, l'alimentation réduite à presque rien, et l'assimilation très-incomplète depuis longtemps. Les autres organes lui parurent intacts, et ne souffrant que de la débilité générale, qui était extrême.

Elle attribua tous ces graves désordres à un appauvrissement progressif du sang arrivé à ses dernières limites, et s'étant plus spécialement porté sur les ligaments de toutes les articulations des membres et de l'épine dorsale, qu'elle trouva très-relâchés et amollis. Elle constata une irritation très-vive des méninges spinales et l'intégrité complète de la moelle allongée et de la queue de cheval. Elle condamna hautement le traitement suivi jusque-là, et attribua l'état désolant et horriblement douloureux qui existait depuis six mois à l'usage de bains prolongés; elle affirma au malade qu'elle répondait d'enrayer la marche de la maladie dans deux mois, de lui procurer un peu de soulagement pendant ce temps, et d'opérer une guérison complète dans un an; elle prescrivit ensuite un traitement complétement opposé à celui qui avait été suivi.

Le malade fut grandement surpris de la manière dont Mlle de Fontaine avait précisé tous les symptômes et indiqué avec justesse l'époque exacte de l'invasion des phases de la maladie ; il était très-émerveillé surtout qu'elle eût donné la cause de l'état pénible où il se trouvait ; car c'était, en effet, depuis le retour de Néris, où il avait été prendre les bains, d'après l'avis de plusieurs docteurs, qu'il trouvait son état aussi aggravé. M. de J... se prit à croire à une guérison dont l'espérance était abandonnée depuis longtemps, mais qui lui était annoncée par des voies si extraordinaires.

Avant de nous retirer, je demandai à la famille du malade quel était le jugement du médecin traitant. Il me fut répondu que son avis, partagé par les premières autorités médicales à Paris, était qu'il existait une lésion grave de la moelle épinière, compliquée d'une goutte blanche arrivée à la dernière période de gravité, et qu'une fin prochaine ne pouvait être conjurée, le malade ayant déjà atteint le dernier degré de marasme.

Le traitement indiqué par la somnambule fut suivi avec une confiance croissante chez le malade, avec un soin, une précision admirable par Mme D... de J..., qui, n'ignorant pas l'état désespéré de son mari, y avait attaché sa dernière et suprême espérance.

Ces éléments moraux ne contribuèrent pas peu à augmenter l'efficacité des remèdes, et toutes les prévisions de la somnambule, relatives aux diverses phases de la maladie, se réalisèrent de la manière la plus précise ; le mieux marqué qui fut obtenu au bout des deux mois demandés se continua d'une manière progressive et constante, jusqu'à l'époque prévue de la guérison, qui a été complète et ne s'est pas démentie depuis. M. D... de J... marche depuis lors sans secours de béquilles ni canne. Commencé le 22 novembre 1852, le traitement a pris fin dans le courant de décembre 1853.

Cinquième Observation.

Mlle C... L..., âgée de dix-neuf ans, d'une constitution forte, me fut amenée par ses parents, qui manifestèrent le désir de consulter Mlle de Fontaine sur la maladie dont était affectée leur fille.

Le rapport ayant été établi, la somnambule constata la présence d'une hémiplégie droite complète et un état d'idiotie bien caractérisé, qu'elle attribua à un épanchement séro-sanguin au-dessus des méninges, à gauche. Elle dit que la jeune personne devait être prise souvent, dans la journée, de pleurs, de sanglots accompagnés de véritables vociférations, sans motif appréciable, et de rires nerveux qui ne s'expliquaient pas mieux. Elle trouva les fonctions menstruelles profondément troublées, et cela depuis plus d'un an ; elle dit que les règles étaient remplacées, depuis plus de six mois, par un écoulement blanchâtre très-abondant, et rappelant à peine, par sa nature, le souvenir du flux menstruel. Elle répondit de guérir la jeune malade en quatre mois, en rappelant le retour périodique et normal des règles, qu'elle accusa n'avoir été troublées que par excès d'humeur. Les autres organes ayant été examinés, elle n'y constata aucune altération appréciable.

La mère de la jeune personne fut émerveillée de l'exactitude des symptômes indiqués par la somnambule, et nous assura qu'elle allait suivre très-exactement le traitement qu'elle avait prescrit. Elle nous dit que sa confiance était entière, et qu'elle était surtout bien heureuse de pouvoir quitter la pensée que sa fille resterait idiote et paralysée, ainsi que le lui avaient assuré les médecins qu'elle avait consultés sur son état.

La jeune personne fut immédiatement soumise au traitement très-énergique prescrit par la somnambule, dont toutes les indications furent minutieusement remplies. Au bout de trois mois, les règles furent rétablies dans des conditions normales, les fonctions de l'intelligence reprirent peu à peu leurs manifestations naturelles, et à la fin du quatrième mois la paralysie du côté droit avait complétement disparu. La jeune personne, qui possédait, avant sa maladie, les qualités morales et intellectuelles les plus heureuses, les a retrouvées avec la plénitude de ses fonctions cérébrales ; toutes les prévisions de la somnambule se sont ainsi réalisées.

Depuis trois ans la guérison de Mlle C... L... est complète et ne s'est pas démentie un seul instant ; l'intégrité et l'activité de l'intelligence sont telles, que, depuis ce temps, elle tient, sans embarras et avec la plus grande facilité, une comptabilité étendue, roulant sur les détails nombreux et variés de la gestion d'un hôtel considérable, tenu par son père, à Paris.

Sixième Observation.

Mme L... G..., femme d'un ancien payeur d'un de nos départements les plus importants, me fit appeler en consultation avec Mlle de Fontaine, pour connaître le jugement qu'elle porterait sur sa maladie.

Le rapport ayant été établi avec la malade, la som-

nambule constata un relâchement très-grand des ligaments des membres inférieurs et de l'épine dorsale,
existant déjà depuis plusieurs années ; elle dit que, depuis longtemps, la malade avait de la peine à marcher,
et que depuis quinze mois toute locomotion était absolument impossible. Elle dit qu'il existait depuis
quinze ans une gastrite et une gastralgie qui avaient
beaucoup contribué à affaiblir le sang, en ne permettant pas une assimilation convenable des aliments. Elle
déclara que la tête était affectée, depuis fort longtemps,
de violentes névralgies ayant lieu par accès plus ou
moins pénibles, mais que le cerveau était parfaitement
intact, l'intelligence très-remarquable et le système
nerveux fin et impressionnable.

La somnambule assura à la malade que la moelle
allongée était intacte, et que la paralysie serait guérie
en deux mois, la gastralgie et la gastrite en quatre.
La malade lui fit observer alors que tout ce qu'elle
venait d'annoncer était d'une parfaite exactitude, mais
que les nombreux médecins qu'elle avait appelés
près d'elle avaient unanimement diagnostiqué une
lésion de la moelle épinière, et qu'en présence d'une
unanimité d'avis aussi rare parmi ces messieurs, elle
avait quelques doutes sur l'intégrité de son épine
dorsale, et craignait de se laisser aller à la promesse
brillante qui lui était faite. La somnambule répondit
à Mme G... qu'elle était assurée de ce qu'elle avait
avancé, et qu'elle ne demandait qu'à en fournir la
preuve.

Mme G... suivit les conseils donnés par la somnambule avec une ponctualité remarquable, dont elle fut bien récompensée, car la paralysie disparut à l'époque annoncée, ainsi que la gastrite et la gastralgie dont elle était affectée depuis si longtemps. Les eaux de Bourbonne-les-Bains furent prescrites pour terminer le traitement, et eurent pour résultat d'amener le plus heureux changement dans la constitution.

Depuis trois ans la guérison est complète et ne s'est pas démentie, malgré les complications pénibles du retour d'âge, qui sont survenues depuis. Mme G... a encore besoin, de loin en loin, des conseils de Mlle de Fontaine, pour ménager la transition délicate de cette période critique, et combattre les accès parfois pénibles d'une névralgie qui ne peut être guérie complétement, mais qui est grandement diminuée et soulagée par les prescriptions somnambuliques.

Quelque temps après sa guérison, Mme G... m'écrivit la lettre suivante :

« Coreng, près Grenoble, le 20 août 1852.

« MONSIEUR,

« Me voici, depuis deux mois, à la campagne, tout heureuse, comme vous le pensez bien, de pouvoir en jouir pleinement, en allant et venant, comme si mes quinze mois de paralysie n'avaient jamais existé. Je vais tout à fait bien maintenant, et j'éprouve un véritable plaisir en venant vous exprimer toute ma reconnaissance; croyez bien que je me féliciterai toujours de pouvoir faire connaître tout ce que je dois à Mlle de Fontaine. Veuillez le lui dire de ma part, Monsieur, en la priant de recevoir mes compliments les plus affectueux; elle comprendra ce qu'ils doivent être d'une personne à laquelle elle a rendu la vie; assurez-la bien que je ne l'oublierai jamais, et que mon mari et mes enfants sont de moitié dans les sentiments que je vous exprime ici.

« Recevez, je vous prie, Monsieur, l'assurance de ma considération très-distinguée.

«L... G...»

Septième Observation.

Le 22 mai 1854, je fus invité à me rendre en toute hâte à Rouen, avec Mlle de Fontaine, auprès de M. A... R..., manufacturier de la Seine-Inférieure. Nous nous rendîmes à l'invitation pressante qui nous était adressée.

Le rapport étant établi avec le malade, la somnambule déclara : que tout le membre inférieur droit était prodigieusement enflé et tendu, depuis les orteils jusqu'au-dessus du trochanter; qu'il était le siége de douleurs sourdes, presque continues, donnant lieu à un désordre nerveux des plus graves, caractérisé par des secousses présentant déjà une apparence tétanique. Elle constata au-dessous du trochanter, au-dessous de l'attache supérieure du muscle couturier, au-dessus de son attache inférieure, à la partie moyenne de ce muscle et autour des malléoles, une fluctuation évidente ; elle affirma que la sérosité existant sous ces points de fluctuation n'était pas encore réunie en collection purulente et pouvait être éliminée par les voies naturelles, dès que l'inflammation des muscles et des aponévroses, qu'elle jugea étendue et forte, serait tombée, et que l'énorme enflure du membre aurait disparu.

La somnambule dit encore qu'il existait, à la partie interne du genou, trois petites plaies en pleine suppuration, qu'elle attribua, ainsi que l'état du membre, à une chute ayant eu lieu sur le genou droit et dont le contre-coup avait porté sur l'articulation coxo-fémorale (de la cuisse). Elle précisa la date de cette chute, qui remontait au 21 avril, et accusa le traitement suivi des désordres qui existaient à notre arrivée auprès du malade.

Après avoir dit que les intestins étaient enflammés par l'abus de purgatifs, le sommeil nul par les douleurs, l'état de faiblesse, la fièvre et une alimentation nulle depuis neuf jours, la somnambule ajouta que la première indication à remplir était de calmer le trouble grave du système nerveux et d'abattre en même temps l'inflammation formidable des muscles du membre pelvien droit ; elle répondit d'y arriver avant huit jours, et, en outre, elle s'engagea à mettre le malade à même de quitter son lit au bout de cinq semaines, et de le faire marcher au bout de trois mois, sans canne, ni béquilles.

Avant de terminer cette première consultation, la somnambule rappela à M. A... R... qu'elle l'avait prévenu, dans une consultation prise chez elle à Paris, en l'année 1852, que sa constitution était forte, quoique extrêmement nerveuse, son sang riche, mais qu'il avait un ennemi sérieux, dans la présence d'une sérosité roussâtre fixée dans le membre inférieur droit par un état de névralgie rhumatismale déjà ancienne ; qu'elle l'avait engagé, déjà à cette époque, à se débarrasser d'un ennemi dont il ne lui paraissait pas qu'il se préoccupât assez, s'il voulait éviter que cet ennemi ne manifestât plus tard sa présence, à la première occasion, d'une façon plus qu'incommode.

Le malade répondit à la somnambule que c'était le souvenir de cette particularité bien remarquable, indiquant une prévision merveilleuse, et si extraordinaire qu'il n'avait pas cru devoir s'y arrêter à cette époque, qui lui avait fait désirer si vivement sa présence auprès de lui. M. A... R... la remercia avec effusion d'avoir bien voulu quitter un moment ses nombreux clients à Paris, pour venir lui apporter les soulagements dont il avait si grand besoin.

La consultation terminée, le malade me dit que tout ce que lui avait annoncé Mlle de Fontaine était d'une vérité parfaite, mais qu'il conservait encore de sérieuses craintes sur la possibilité de conserver son membre, et qu'il redoutait les graves conséquences que pouvait amener la présence d'abcès profonds, car le chirurgien qui l'avait soigné jusque-là avait exprimé des inquiétudes que le début de la maladie était loin de lui faire prévoir ; qu'il ne m'avait fait appeler, avec Mlle de Fontaine, que dans l'espérance que nous pourrions lui éviter peut-être cette affreuse extrémité, et qu'il suivrait exactement le traitement ordonné si je partageais l'avis de la somnambule. J'observai alors le membre malade très-attentivement, je pus constater par moi-même l'exactitude des faits annoncés par la somnambule, et, après un mûr examen, je n'hésitai pas à me ranger à son avis et à engager le malade à suivre très-fidèlement le traitement prescrit.

La somnambule ordonna l'application immédiate sur le membre malade de topiques très-complexes dans leur composition et devant être renouvelés jour et nuit, de deux heures en deux heures ; elle donna en même temps des prescriptions assez étendues pour calmer les désordres si inquiétants du système nerveux et l'inflammation de la muqueuse du tube digestif. L'efficacité de ces moyens fut telle qu'au bout de trois jours la fièvre était abattue, les symptômes nerveux calmés, le sommeil un peu revenu, et que les secousses tétaniques que le malade éprouvait à chaque instant, surtout au moment de s'assoupir, avaient disparu presque complétement. L'état s'améliora au point de ne plus laisser, au bout de huit jours, d'inquiétudes sérieuses sur les jours du malade. Des médicaments nombreux et variés furent appliqués sur le membre malade, qui a repris peu à peu ses fonctions et a été guéri à l'époque fixée par la somnambule, sans qu'il se soit déclaré le plus petit abcès. Le malade a conservé le libre usage de sa jambe, dont il se sert sans avoir besoin de canne ni de béquilles. Commencé le 21 mai 1854, le traitement a été fini le 5 août de la même année.

Quelque temps après la guérison, M. A... R... eut la bonté de m'écrire la lettre suivante :

« Rouen, le 15 septembre 1854.

« MONSIEUR ET CHER DOCTEUR,

« Je viens vous exprimer toute la reconnaissance que j'éprouve bien sincèrement, pour l'empressement et le cordial dévouement avec lesquels vous êtes accouru à mon secours, dans le moment où j'étais au plus mal.

« Quand mes souvenirs me reportent à cette époque où, non-seulement ma cuisse, qui était le siége d'inflammation de muscles, mais toute la jambe, depuis les orteils jusqu'à la hanche, étaient si monstrueusement enflées, et où mon état était encore compliqué par des secousses nerveuses, présentant toutes les apparences de symptômes tétaniques, je ne puis assez louer la divine Providence, qui m'a inspiré l'idée de renoncer aux visites et aux soins du médecin qui venait me voir et qui comprenait si peu mon état, pour vous appeler de Paris, vous et Mlle de Fontaine, si généreusement dévouée à ceux qui souffrent.

« Ma conviction est bien entière, qu'après la protection divine, c'est à votre empressement à venir auprès de moi et à vos prescriptions que je dois que les symptômes nerveux se sont évanouis, comme par enchantement, que l'inflammation des muscles a été calmée, que l'enflure a disparu peu à peu, et que les redoutables abcès dont j'étais si sérieusement menacé ne se sont pas déclarés. Je suis sincèrement persuadé enfin que je vous dois la conservation de ma jambe, et peut-être de la vie. Encore une fois, du fond du cœur, merci !

« Depuis notre dernière entrevue, d'il y a quinze jours, ma jambe s'est améliorée tous les jours ; les douleurs, encore faiblement sensibles maintenant, disparaissent et les forces reviennent peu à peu. Aujourd'hui, je marche sans canne et je puis vaquer à mes affaires, étant sur pied toute la journée, sans toutefois faire de longues courses.

« Mille compliments respectueux à Mlle de Fontaine, et croyez-moi

« Votre bien affectionné,   A... R... »

Huitième Observation.

Mlle A... R..., fille d'un agent de change, à Paris, vint, accompagnée d'une dame de ses amies, prendre une consultation de Mlle de Fontaine ; elle apportait un gilet de flanelle gardé une nuit par la malade, qui l'avait soigneusement enveloppé elle-même.

Le gilet de flanelle ayant été soumis à la somnambule, dans l'état magnétique, elle déclara : qu'il existait un appauvrissement extrême du sang, provoqué par un état d'hystérie grave et déjà ancienne, remontant à neuf ans, et par une alimentation insuffisante, trop longtemps prolongée ; elle constata la présence d'une gastrite et d'une gastralgie très-douloureuses, donnant lieu à des vomissements répétés, opiniâtres ; elle dit qu'épuisée par ces vomissements si fréquents, si fatigants, la malade s'était laissée aller insensiblement à prendre trop pour mourir, et pas assez pour vivre ; que, depuis peu, la déglutition des aliments était devenue pénible, par suite d'une contraction spasmodique de l'œsophage, et que la vie semblait s'être réfugiée tout entière dans le système nerveux.

Elle trouva les intestins enflammés et le rectum irrité au point de rendre les garde-robes fort rares et très-douloureuses. Elle constata l'existence de vives douleurs dans le bas-ventre et les aines, traduisant une souffrance déjà chronique de l'utérus, dont les fonctions, fort irrégulières depuis très-longtemps, étaient encore troublées par des pertes blanches très-abondantes ; elle dit que le péricarde était sous l'influence d'une inflammation passée à l'état chronique, et donnant lieu à des accès de toux très-pénibles, et une oppression allant parfois jusqu'à une suffocation imminente ; elle affirma que le péricarde avait dû présenter déjà, à plusieurs reprises, un état inflammatoire aigu. Elle trouva le cerveau intact, le système nerveux fin, mais très-irritable. La somnambule attribua l'origine de la maladie à une chute faite par Mlle L... R... dans un moment de règles, qui s'étaient ainsi trouvées arrêtées ; cette suppression, n'ayant pas été convenablement traitée, avait amené un trouble dans l'organe, et par là dérangé l'économie entière ; elle ordonna un traitement, en ajoutant qu'il ne serait pas suivi ; et elle termina en disant que si on ne voulait pas voir la maladie s'aggraver, il fallait changer la médication suivie jusque-là.

La consultation finie, les deux dames qui étaient venues prendre nos conseils étaient extrêmement émues et surprises ; elles nous affirmèrent que tous les symptômes annoncés par la somnambule étaient d'une exactitude si parfaite, qu'il leur eût été impossible d'en faire elles-mêmes une description aussi fidèle, bien que restant habituellement auprès de la malade ; elles ajoutèrent que la circonstance de la chute annoncée, juste au moment et dans les circonstances où elle avait eu lieu effectivement, les avait bouleversées.

Les prescriptions thérapeutiques données par la somnambule ne furent pas, en effet, acceptées par le médecin qui traitait la malade, et il ne fut pas donné suite à cette remarquable consultation. Mais, l'état s'étant aggravé de jour en jour, le médecin déclara, deux mois après, qu'il ne voyait plus de moyen à opposer à un état aussi désespéré ; il demanda à prendre

l'avis de plusieurs confrères, qui partagèrent pleinement sa manière de voir.

Je fus invité, dans cette grave circonstance de la
maladie, à me rendre auprès de Mlle L... R..., qui,
fatiguée enfin de l'inutilité des moyens employés jusque-là, demanda elle-même une consultation magnétique. Mise en rapport avec la malade, Mlle de Fontaine
indiqua fidèlement tous les graves symptômes dont elle
était cruellement tourmentée, répéta l'histoire de la
maladie qu'elle avait déjà donné deux mois auparavant,
par l'intermédiaire du gilet de flanelle, et déclara que,
quoique grave, l'état ne lui paraissait nullement désespéré ; elle assura à la malade que si elle suivait
très-exactement son traitement, elle éprouverait un
mieux notable avant quinze jours ; qu'elle répondait
de la mettre à même de quitter dans sept semaines
son lit, qu'elle gardait depuis six mois, et que le rétablissement serait complet en trois mois.

Le traitement fut cette fois suivi avec beaucoup de
soin ; les symptômes se calmèrent peu à peu, et la malade put quitter son lit au bout du temps annoncé par
la somnambule, dont toutes les prévisions se trou-
vèrent vérifiées par l'événement ; le bien-être éprouvé
fut tel chez Mlle L... R..., qu'elle pouvait faire facilement, dans la journée, des courses de deux et trois
heures.

Trois mois après sa guérison, Mlle L... R... étant
partie pour la campagne, suspendit tout traitement, et
commit une grave et impardonnable imprudence. Une

rechute terrible s'ensuivit; la malade fut pendant quelques jours entre la vie et la mort; nos soins furent de nouveau réclamés, et, au bout de quatre mois, elle fut encore remise sur pied, grâce aux heureuses prescriptions de la somnambule.

Neuvième Observation.

M. L... F..., sous-intendant militaire à Paris, âgé de quarante ans, d'une constitution moyenne, avec prédominance du système lymphatique, vint consulter Mlle de Fontaine dans le courant du printemps de l'année 1851.

Mise en rapport avec le consultant, la somnambule déclara qu'il existait une dilatation considérable du cœur et de la crosse de l'aorte (anévrisme de ces deux organes), remontant à six ans. Elle attribua l'origine de cette maladie à l'existence d'une névralgie rhumatismale déjà ancienne, ayant pris son siége le plus habituel sur ces deux organes. Elle trouva le sang très-appauvri, les forces bien réduites. Elle indiqua la présence, à la région précordiale, d'un cautère dont elle blâma très-vivement l'application, ainsi que le traitement suivi jusque-là ; déclara le double anévrisme guérissable et demanda un an pour arriver à une guérison complète.

Le malade m'assura que toutes les indications donuées par la somnambule étaient exactes ; que sa maladie durait, en effet, depuis six ans, et qu'il en avait pris le germe en Afrique, à la suite de douleurs rhumatismales contractées pendant les nuits froides du bivouac. Il nous assura qu'il ferait le traitement, quoiqu'il eût de la peine à espérer qu'il pût amener une guérison déjà tentée inutilement, depuis cinq ans, par les princes de la science.

Le traitement fut, en effet, suivi avec une persévérante intelligence, et M. L... F... eut le bonheur de voir ses patients efforts couronnés d'un plein succès. Pour compléter la guérison, la somnambule ordonna l'usage des bains de Plombières, qui produisirent les effets les plus heureux.

La guérison est complète depuis trois ans, et, dans le cours du traitement, M. L... F... ne s'est pas trouvé dans la nécessité d'interrompre les occupations importantes de sa profession. Le sang, qui était très-appauvri, s'est considérablement enrichi, la constitution s'est fortifiée, l'anévrisme n'a plus donné signe de vie, et M. L... F... a pu supporter, sans trouble aucun, les fatigues du camp de Boulogne, et la campagne terminée heureusement par la prise de la place fortifiée de Bomarsund.

Dixième Observation.

Mme M..., femme d'un colonel d'état-major, à Paris, vint me demander une consultation somnambulique, en m'apportant un gilet de flanelle et un bonnet portés, pendant une nuit, par sa cousine, objets que la garde-malade avait soigneusement enveloppés dans du papier blanc, en ayant pris la précaution de faire le paquet avec ses mains gantées.

Après avoir touché et respiré ces objets, la somnambule déclara : qu'il existait chez la personne faisant l'objet de son examen une paralysie complète de tout le côté gauche et des extrémités inférieures, conséquence d'un épanchement séro-sanguin au-dessus des méninges, à droite ; elle dit que la paralysie était déjà ancienne et avait été traitée complétement à faux ; que la matrice ne fonctionnait plus depuis trois ans, et cela à la suite d'une suppression de règles occasionnée par une vive émotion morale ; que c'était là la cause de la maladie, qu'on aurait pu prévenir en rétablissant de suite le flux menstruel.

Elle constata la présence, à la nuque et le long de l'épine dorsale, de douze cautères en pleine suppuration dont elle blâma vivement l'application, comme étant une source de douleurs vives tout à fait inutiles, en ajoutant à la déperdition des forces par leur abondante suppuration; elle demanda pourquoi on avait appliqué ces cautères, et les moxas dont elle voyait les traces au niveau des reins. Sur la réponse qui lui fut faite, que le médecin traitant et les médecins consultants avaient tous diagnostiqué une lésion profonde de la moelle épinière, elle répliqua vivement que ces messieurs se trompaient grossièrement, que la moelle était intacte, qu'il existait seulement un relâchement extrême des ligaments de l'épine comme de tous les ligaments articulaires, et une irritation des méninges spinales, entretenue par les moyens employés. Elle ajouta que ce qu'elle avançait pouvait être prouvé par une guérison, et qu'elle répondait de l'obtenir en cinq mois de traitement. Après avoir trouvé que la malade était d'une forte constitution et d'un tempérament lymphatique, elle déclara que le sang était fort appauvri, qu'il y avait urgence à relever les forces; elle demanda à revoir la malade le lendemain, pour entrer en rapport direct.

La consultation finie, Mme M... confirma l'exactitude remarquable de tout ce qu'avait annoncé la somnambule; elle nous dit être aussi surprise qu'émerveillée qu'elle eût indiqué si nettement la cause de la maladie. Elle nous annonça qu'effectivement sa cousine avait éprouvé, lors des journées de juin 1848, une suppression de règles, par suite de l'émotion violente que lui avait occasionnée la crainte que son mari, qui n'avait pu rentrer depuis trois jours, n'eût trouvé la mort dans les sanglantes mêlées de ces terribles et affreuses journées. Elle ne nous cacha pas cependant que, malgré les preuves qu'elle venait d'acquérir de l'admirable lucidité de Mlle de Fontaine, elle craignait que celle-ci ne pût pas tenir la promesse qu'elle venait de faire, le médecin traitant et les divers médecins consultants, appelés à plusieurs reprises, ayant déclaré que la moelle épinière était profondément altérée, et que la maladie était arrivée au point qu'une terminaison funeste devait avoir lieu dans cinq ou six jours.

Nous fûmes appelés le lendemain chez la malade, Mme C... Le rapport établi, la somnambule répéta, presque mot pour mot, ce qu'elle avait dit la veille, donna son traitement et prescrivit la suppression immédiate de deux cautères, en annonçant qu'elle les ferait fermer tous successivement, à mesure que l'état de la maladie le lui permettrait. Un des parents de la malade, qui assistait à la consultation, dit à la somnambule qu'une nouvelle consultation de médecins venait d'avoir lieu avant son arrivée ; que ces messieurs persistaient à penser qu'il existait une lésion profonde de la moelle allongée, et qu'ils venaient d'ordonner, comme derniers moyens, l'application de quatre nouveaux cautères et l'emploi de la strychnine. La somnambule répondit qu'elle maintenait, sans y rien changer, tout ce qu'elle avait annoncé ; elle ajouta qu'elle avait d'autres moyens que ceux de ces messieurs, et que, si on devait changer la plus petite chose aux prescriptions qu'elle avait ordonnées, elle priait qu'on voulût bien l'en avertir, ne voulant pas porter la responsabilité d'un autre traitement que le sien, étant surtout assurée que les dernières prescriptions des docteurs, qui n'étaient que la continuation de celles qui avaient, été suivies jusque-là, seraient rapidement funestes à la malade.

Notre traitement ayant été accepté, il fut exclusivement et rigoureusement suivi. Le mieux qui s'ensuivit fut assez rapide : au bout de six semaines, tous les cautères étaient fermés ; deux mois après, la malade marchait déjà assez bien dans sa chambre, et au bout des cinq mois demandés par la somnambule, la guérison était complète. Pour la consolider, Mlle de Fontaine prescrivit l'usage des eaux et des bains de Bourbonne, qui produisirent le résultat qu'elle avait prévu et annoncé, le retour des fonctions menstruelles, interrompues depuis trois ans et demi. Voilà trois ans que Mme C... est guérie, et depuis lors sa santé a toujours été parfaite.

Onzième Observation.

M. A... R... vint, en décembre de l'année 1852, demander à Mlle de Fontaine de vouloir bien s'intéresser à une pauvre et pieuse ouvrière, malade depuis longtemps, qui avait grand besoin de ses soins. Il apportait avec lui un gilet de flanelle porté par cette fille pendant une nuit, pour établir la communication magnétique , cette fille habitant le Houlme, département de la Seine-Inférieure, et ne pouvant absolument faire le voyage de Paris. Mlle de Fontaine accueillit de grand cœur la prière de M. R..., qui était tout disposé à faire, de son côté, tout ce qui lui serait possible pour aider à améliorer la position de cette pauvre ouvrière.

La somnambule s'étant mise en rapport avec la malade, au moyen du gilet de flanelle, déclara : qu'il existait un désordre nerveux très-grave, se traduisant par de violentes attaques d'épilepsie. Elle attribua la cause de cette affreuse maladie à un trouble des fonctions de la matrice, remontant déjà à un an, et survenu à la suite d'une suppression de règles, occasionnée par un saisissement produit par un coup dont elle voyait les traces au-dessus du sourcil droit. Elle dit que le trouble qui en était résulté avait produit une révolution dans le sang, ayant occasionné un désordre général de l'économie ; à partir de ce moment, elle trouva que le sang s'était appauvri, par suite d'une assimilation incomplète des aliments due à de mauvaises fonctions d'estomac ; elle constata une irritation des plèvres et des bronches, donnant lieu à de la toux, de vives douleurs entre les deux épaules et de violentes palpitations à la plus petite émotion. Elle trouva que la circulation du sang était des plus irrégulières, la tête étant habituellement congestionnée, tandis que les pieds et les genoux sont presque toujours froids ; elle répondit de supprimer les crises d'épilepsie en huit mois, si le traitement était bien suivi, et affirma que cet heureux résultat serait obtenu plus tôt, si l'action magnétique pouvait être exercée sur elle pendant le moment des crises, dont on pourrait ainsi diminuer la longueur, qui était habituellement de deux à trois heures. Elle ajouta que si cette fille était convenablement magnétisée pendant quelque temps, elle arriverait à présenter un état de somnambulisme demi-lucide assez grand pour voir elle-même son mal, et s'ordonner ce qui conviendrait à son état.

M. A... R... ayant demandé s'il pourrait produire sur cette fille une action magnétique convenable, la somnambule lui répondit affirmativement, et lui annonça qu'il arriverait très-rapidement à calmer et même à arrêter les crises, mais que c'était s'imposer une tâche bien fatigante.

La consultation finie, M. A... R... nous assura que tout ce que Mlle de Fontaine avait annoncé sur l'état de la fille V... M... était d'une exactitude parfaite, et qu'il ferait tout ce qui serait en son pouvoir pour seconder les effets du traitement prescrit. La cause qu'elle avait attribuée à la maladie était vraie; il y avait juste un an, en effet, que cette fille, travaillant dans un atelier de tissage de calicot, avait reçu à la tête une navette, lancée par la rupture d'un engrenage; c'était depuis ce moment qu'elle avait été prise, pour la première fois, des attaques de cette affreuse maladie. Il nous dit, en outre, que tous les médecins de la localité avaient jugé la maladie incurable, et renoncé, d'après cette conviction, à lui faire suivre aucune espèce de traitement.

Non-seulement M. A... R... veilla à ce que la pauvre épileptique exécutât les prescriptions de la somnambule, mais il eut encore la généreuse pensée de se dévouer à la tâche pénible et courageuse de la magnétiser, au moment de ses affreuses crises. Il eut bientôt cette douce consolation, connue seulement des âmes charitables et dévouées, de voir que les assurances qui lui avaient été données par Mlle de Fontaine pour sa pauvre protégée n'étaient pas vaines et se trouvaient fidèlement remplies. Il acquit, en effet, au bout d'un certain temps, un empire tel sur la malade, qu'il arrêtait la crise épileptique après huit ou dix minutes, un quart d'heure au plus, de magnétisation énergique.

Au bout de cinq mois de traitement, d'un grand nombre de séances de magnétisation, qui mirent à une rude épreuve la patience et le dévouement de M. A... R..., qui voulut rester fidèle jusqu'au bout à la tâche qu'il s'était si généreusement imposée, nous eûmes le bonheur de voir cette pauvre fille arriver à un bien-être perdu depuis longtemps ; les symptômes de la poitrine et de l'estomac disparurent complétement, l'appétit devint franc et régulier, la circulation du sang régulière, les fonctions de règles se rétablirent dans des conditions normales, les effroyables attaques d'épilepsie cessèrent peu à peu et furent d'abord remplacées par des attaques d'hystérie légère, qui cessèrent bientôt. La malade est restée huit mois entiers dans un état parfait de santé, sans retour d'attaques, soit d'épilepsie, soit d'hystérie.

La guérison, due autant au dévouement admirable du généreux protecteur de la pauvre ouvrière qu'à la merveilleuse lucidité de la somnambule, a encore eu le résultat qu'elle avait prévu et annoncé, de développer chez la malade un état de somnambulisme demi-lucide, qui lui permet de juger son état et même d'indiquer quelques remèdes, pour maintenir son état de bien-être ; elle est devenue ainsi son propre médecin.

Voici ce que m'écrivait à ce sujet M. A... R..., après avoir eu la bonté de me donner, d'une manière précise et succincte, le détail très-bien circonstancié des crises et des phases de la maladie.

« Le Houlme, ce 7 avril 1853.

« MON CHER DOCTEUR,

« Je n'ai écrit, jour pour jour, le récit qui précède des phénomènes qui se sont manifestés chez la fille V... M..., depuis samedi dernier, que pour vous les communiquer.

« Permettez-moi, mon cher docteur, en vous les envoyant, de joindre l'expression de ma gratitude à la naïve parole de cette bonne et pieuse fille, pour le secours tout providentiel que Mlle de Fontaine et vous, vous avez accordé si généreusement et avec tant de dévouement à notre intéressante protégée.

4

« Ainsi, cette fille, atteinte, depuis un an, d'une maladie si terrible, traitée déjà par plusieurs médecins qui avaient tous déclaré qu'elle ne guérirait jamais, cette fille si malade, lorsque j'ai eu par bonheur l'heureuse idée de vous prier de consulter Mlle de Fontaine pour elle ; si malade, dis-je, qu'elle ne pouvait plus supporter aucune espèce de nourriture ; que les accès épileptiques se succédaient avec une fréquence effrayante, et que tous ceux qui l'entouraient la croyaient perdue, cette fille est presque bien portante et sa guérison complète n'est plus un doute pour personne ici.

« Il semble que la Providence ne lui ait envoyé les crises de lundi dernier que pour la rendre somnambule, et lui donner par ce moyen la conviction si bienfaisante, si nécessaire chez elle, d'une prochaine et entière guérison.

« Le cœur compatissant de Mlle de Fontaine et le vôtre, cher docteur, trouveront une douce récompense dans la pensée d'avoir rendu la santé à une sage, pieuse et pauvre ouvrière.

« Bientôt, j'aurai l'honneur de vous faire une visite ; en attendant, agréez, je vous prie, en même temps que Mlle de Fontaine, l'assurance de mes sentiments affectueux,

A... R... »

Douzième Observation.

Je fus appelé, dans le courant de l'été de l'année 1853, à donner une consultation, avec Mlle de Fontaine, chez M. A... D... de J..., ancien consul en Chine. Le rapport étant établi avec le malade, la somnambule déclara : qu'il existait une congestion séreuse au-dessus des méninges, provoquée par un excès de travail intellectuel trop prolongé, et surtout bien inopportun pour l'état des forces ; elle constata un appauvrissement du sang très-grand, dû à la présence d'une névralgie rhumatismale déjà fort ancienne, qui avait amené progressivement une déperdition de forces extrême.

Elle dit que, quoique la constitution fût primitivement robuste, le système nerveux avait toujours été fin, impressionnable et d'une sensibilité toute féminine ; qu'il existait pour le moment une telle exagération de la sensibilité, que le malade était devenu une véritable sensitive humaine, qu'agitait et troublait instantanément le moindre modificateur extérieur ou la plus légère émotion de l'âme. Cette sensibilité exagérée, maladive, du système nerveux, était accompagnée d'une telle prostration des forces, que le moindre essai de mouvement dans le lit déterminait dans le cerveau une impression des plus singulières, indéfinissable, accompagnée de la sensation d'un nuage dans les yeux, d'un tintement prolongé dans les oreilles, qui était bientôt suivi d'une véritable défaillance, allant souvent jusqu'à la syncope.

Elle trouva l'état du cerveau des plus singuliers : le malade avait le sentiment assez bien défini de la fatigue que lui occasionnait le travail de la pensée, mais sa volonté manquait d'un empire suffisant pour l'arrêter, il pensait malgré lui ; de plus, quand il exprimait une idée, il le faisait sans difficulté, mais s'il voulait en suivre et en donner le développement, il ne pouvait le faire qu'incomplétement, son raisonnement s'arrêtait à moitié chemin, ses forces le trahissaient. Le sommeil était à peu près nul, et quand il avait lieu, par instants toujours fort courts, il était accompagné de cauchemars affreux, de rêves pénibles très-fatigants et roulant sur les pensées principales de l'ouvrage qui avait déterminé la maladie, par l'excès de fatigue cérébrale qu'il avait amenée.

La somnambule trouva la circulation du sang des plus irrégulières, le sang montant au visage comme une vapeur étouffante, et provoquant d'insupportables transpirations, qui ajoutaient encore à l'état de faiblesse. Par contre, les pieds, les genoux même étaient continuellement glacés, bien qu'on fût en plein été. Elle constata que l'appétit était nul, les fonctions de l'estomac mauvaises, l'assimilation des aliments très-imparfaite, et que la gêne de la respiration était, par moments, très-pénible ; elle dit aussi que ces désordres de l'économie étaient accompagnés d'un sentiment de malaise, d'inquiétude et d'agitation nerveuse indescriptibles. Elle insista sur la nécessité urgente de remédier aux nombreuses syncopes qui avaient déjà eu lieu, répondit de faire disparaître la congestion séreuse en quinze jours, et de remettre le malade dans son état normal dans cinq semaines.

Le malade et les personnes qui l'entouraient affirmèrent que tout ce qu'avait annoncé Mlle de Fontaine, dans l'état magnétique, était vrai; que la cause d'excès du travail cérébral était justement indiquée ; que l'appauvrissement du sang était venu à la suite d'accès répétés de névralgie rhumatismale contractée par les fatigues de longs voyages en Chine et dans l'Inde.

Le traitement fut suivi avec exactitude, et, après quelques alternatives de bien et de mal, la convalescence était franchement engagée au bout de quinze jours ; cinq semaines après, la guérison était complète.

Le malade a repris, avec le retour des forces, le plein exercice de ses brillantes facultés intellectuelles, dont il semble que les manifestations complètes n'aient été suspendues un instant que par un manque de vie.

La guérison ne s'est pas démentie depuis plus de dix-huit mois, mais M. de J... a toujours auprès de lui deux ennemis dangereux, les accès de sa névralgie et une imagination ardente et active, jointe à cet amour de l'étude et du travail qui ne lui permettent pas de s'apercevoir du dommage qu'ils portent à sa santé. Rien n'use comme le jeu continu des émotions et de la pensée, et si mon ancien malade lit mon travail, je désire vivement pour lui qu'il retienne le conseil que je lui donne de nouveau, conseil que lui a fréquemment renouvelé Mlle de Fontaine, dans les consultations dont il a été si surpris et si émerveillé.

Treizième Observation.

Un gilet de flanelle, porté pendant une nuit par une de ses amies, Mme G…, fut soumis, par Mme A… de J…, à Mlle de Fontaine, pendant l'état magnétique. Après quelques moments de méditation, la somnambule déclara : qu'il existait une hydropisie ascite très-avancée, par suite d'obstruction presque complète du foie ; que l'altération de cet organe était trop profonde pour pouvoir espérer une guérison, mais qu'on pouvait faire vivre la malade pendant huit ou dix mois. Elle constata qu'il existait, pour le moment, un état d'inflammation du foie et de l'épiploon gastro-hépatique qui devait donner aux médecins de sérieuses inquiétudes, en faisant horriblement souffrir la malade, mais que cet état aigu pouvait être facilement calmé, et que si on suivait fidèlement le traitement qu'elle allait donner, elle répondait de mettre la malade à même de venir, dans trois semaines, lui rendre visite à Paris.

Mme de J… fit observer à la somnambule que, quoique tout ce qu'elle venait de lui annoncer fût de la plus scrupuleuse vérité, elle doutait fort que la malade pût venir de Melun à Paris dans trois semaines, parce qu'il n'y avait qu'à la voir pour juger son état désespéré ; que, du reste, les médecins s'étaient formellement prononcés, en disant qu'elle ne vivrait pas plus de quarante-huit heures, et que dans cette conviction, la malade venait de recevoir les derniers secours de la religion. La somnambule lui répondit qu'elle ne voyait rien à changer à ce qu'elle venait d'avancer, et que si on suivait fidèlement ses prescriptions, on verrait bien qu'elle était dans le vrai.

La consultation terminée, Mme A... de J... nous exprima toute la surprise où l'avaient jetée les paroles de la somnambule, et nous promit de rendre un compte exact de la consultation aux parents de la malade. Le traitement fut, en effet, fidèlement suivi, et au bout des trois semaines annoncées par Mlle de Fontaine, la malade vint prendre à Paris la consultation qui lui était nécessaire pour continuer le traitement. La seconde prévision se réalisa aussi fidèlement que la première, car, après avoir vécu d'une existence supportable pendant huit mois, Mme G... succomba, dans le courant du dixième mois, à sa triste maladie.

Quatorzième Observation.

M. A... B... vint, dans l'hiver de l'anné 1853, pour prendre les conseils de Mlle de Fontaine, qui, dans l'état de somnambulisme magnétique, lui déclara qu'il était affecté depuis longtemps d'une amblyopie déjà très-avancée et bien près de dégénérer en amaurose. Elle attribua la cause de cette pénible affection à une chute faite sur le derrière de la tête. Les autres sens étaient intacts, mais toute la muqueuse intestinale était irritée très-vivement, par suite des moyens pertubateurs trop longtemps employés ; l'estomac notamment lui parut douloureux et gêné dans ses fonctions.

M. B... nous assura que tout ce qu'avait annoncé Mlle de Fontaine, dans sa consultation, était d'une parfaite exactitude ; il était surpris au dernier point qu'elle lui eût rappelé la circonstance d'une chute qu'il avait faite à Londres, sur le derrière de la tête, en sortant du Palais de Cristal, lors de l'Exposition universelle. Il se souvint qu'en effet, au moment de la chute, outre l'ébranlement naturel qui en était résulté, il avait éprouvé dans les yeux la sensation d'un nuage, suivie de celle d'une flamme vive ; que ce symptôme s'était reproduit depuis à plusieurs reprises, mais qu'il n'avait jamais songé à le rattacher à cette cause. Il nous dit qu'il venait de suivre, pendant six mois, le traitement de son médecin et celui des premiers spécialistes de la capitale, que le mal ne faisait qu'augmenter tous les jours, qu'il n'espérait plus guérir complétement, et qu'il serait bien heureux si on lui rendait l'intégrité des fonctions de la vue,

Les prescriptions indiquées furent fidèlement suivies : les fonctions générales de l'économie furent
bientôt rendues à leur cours régulier et après les
quatre mois demandés par la somnambule, l'amblyopie fut radicalement guérie. Depuis trois ans cette
guérison est complète, et la vue est toujours restée
parfaite.

Quinzième Observation.

Mlle E... D... vint consulter Mlle de Fontaine, qui
lui dit dans l'état magnétique : qu'elle était affectée
depuis longues années d'une névralgie rhumatismale,
dont le siége était très-variable, mais habituellement
fixé sur les reins et les plèvres, et d'un catarrhe pul-
monaire ayant été déjà compliqué, à deux reprises
différentes, d'une pleuro-pneumonie grave (fluxion de
poitrine) ; ce catarrhe prenait, à certains moments, le
caractère suffocant, et était accompagné d'une abondante expectoration, dont la nature variait avec l'état
d'irritation des plèvres et des bronches ; elle déclara
cependant les poumons intacts.

La somnambule trouva la circulation du sang très-
irrégulière, le sang se portant principalement au
visage, par des bouffées de chaleur insupportables,
surtout dans les moments de névralgie. Les fonctions
de l'estomac sont très-capricieuses, le ventre se bal-

lonne souvent, par suite d'une sécrétion gazeuse énorme, donnant lieu à un météorisme très-fatigant, qui va parfois jusqu'à gêner la poitrine et donner une forte oppression ; par contre, les pieds sont habituellement froids. Elle dit aussi que l'impressionnabilité au froid extérieur est très-grande ; dans les moments de crise névralgique, il existe, au contraire, un sentiment de chaleur générale à la poitrine, de cuisson mordicante à la paume des mains, produisant un état d'éréthisme du système nerveux extrêmement pénible et incommode ; les douleurs dans les reins sont intolérables.

Son examen terminé, la somnambule déclare que l'état général peut être complétement rétabli, le catarrhe et la névralgie grandement soulagés, mais que la poitrine demandera toujours de grands ménagements et des soins hygiéniques qu'il faudra varier de temps en temps. Elle ordonne le traitement à suivre et blâme celui qui avait été adopté jusque-là, qu'elle dit avoir consisté principalement en émissions sanguines.

Mlle E... D... trouva toutes les indications fournies par la somnambule très-exactes, et ajouta que les symptômes de la poitrine étaient si anciens et d'une telle nature, que son médecin traitant était convaincu qu'il existait chez elle une altération organique des poumons, et qu'elle avait peine à croire que Mlle de Fontaine pût lui donner de ce côté le bien-être qu'elle promettait.

Le traitement fut exactement fait ; le mieux ne se fit pas attendre et réalisa pleinement les prévisions de la somnambule. La circulation du sang s'est rétablie ; les bouffées de chaleur au visage n'ont plus lieu qu'à de rares intervalles ; l'appétit est devenu régulier ; la sécrétion gazeuse est aux trois quarts tarie, l'expectoration considérablement diminuée; le caractère suffocant du catarrhe n'a plus reparu, et les fonctions générales de l'économie ont été ramenées à leur cours régulier.

La malade, voyant qu'elle jouissait d'un bien-être inconnu depuis longues années, se laissa aller au plaisir assez naturel de suspendre tout traitement, et oublia de tenir compte de l'avis qui lui avait été donné, qu'elle serait dans la nécessité de prendre de temps en temps quelques soins indispensables à son état; aussi, six mois après sa guérison, elle fut prise d'une pleuro-pneumonie grave. Nos soins furent de nouveau réclamés, et, grâce aux prescriptions de Mlle de Fontaine, la guérison de la fluxion de poitrine fut obtenue en trois semaines, sans qu'elle eût voulu recourir à la plus petite émission sanguine. Mlle E... D... va bien maintenant.

Seizième Observation.

Mme veuve de S..., propriétaire à Melun (Seine-et-Marne), vint chez moi, accompagnée de ses enfants, pour avoir l'avis de Mlle de Fontaine sur la maladie dont elle était affectée.

Le rapport étant établi, la somnambule constata chez la consultante la présence, au sommet de la tête, d'une tumeur inclinant un peu sur la nuque, et d'un volume vraiment effrayant, égal à la moitié de la tête. Cette tumeur sanguine avait été formée par la réunion de quatre tumeurs, qui s'étaient confondues en une seule en grossissant; leurs divisions, très-nettement marquées à l'origine, étaient encore assez facilement appréciables à la surface. Elle dit qu'elle voyait, groupées autour de cette monstrueuse tumeur, dix-huit nouvelles tumeurs de même nature, variant de la grosseur d'une petite noix à celle d'un œuf de pintade, ce qui donnait à la tête un aspect fort singulier. Elle signala la présence de la gangrène dans la grosse tumeur, s'engagea à arrêter les ravages de ce redoutable accident, en empêchant l'inflammation existante de gagner le cuir chevelu au delà du périmètre de la tumeur; elle affirma qu'elle pouvait la faire disparaître, et demanda quatre mois pour y arriver. L'examen de tous les organes de l'économie ne lui offrit rien de particulier à noter; elle trouva la santé bonne en général et la constitution forte encore, bien que la malade fût âgée de quatre-vingt-un ans.

Je demandai à la somnambule si l'extirpation de la tumeur lui paraissait praticable; elle me répondit que non, et refusa même d'une manière absolue de permettre qu'on agrandît, par le bistouri ou la potasse caustique, les ouvertures étroites livrant déjà passage à un pus sanieux, noirâtre et horriblement fétide. Elle observa qu'elle voyait la trace d'une ancienne opération sur la tête, opération qui avait dû amener des désordres dangereux.

La consultation terminée, je pus vérifier la parfaite exactitude de l'état de la tête. Les enfants de l'octogénaire m'apprirent qu'en effet leur mère avait été opérée, cinq ans auparavant, d'une tumeur de même nature, mais d'un volume moindre de moitié; que l'opération avait réussi, mais que la plaie qui en était la conséquence inévitable fut envahie par la gangrène, qui mit la malade à deux doigts de sa perte : ils avouèrent qu'ils venaient de consulter de nouveau le chirurgien célèbre qui avait déjà délivré leur mère de la première tumeur, espérant le même résultat pour la seconde; mais que le docteur consulté avait refusé de pratiquer une nouvelle opération, en disant que la malade avait cinq années de plus, que la tumeur était plus que double de la première, que d'ailleurs la gangrène était déjà déclarée, et que la malade ne pouvant vivre plus de trois ou quatre jours, il était inutile de la tourmenter par de nouvelles souffrances.

Notre traitement ayant été accepté, il fut convenu que je me rendrais tous les deux jours à Melun avec Mlle de Fontaine, qui voulut bien souscrire à cet engagement.

Sous l'influence des moyens indiqués, le travail inflammatoire ne s'étendit pas au delà de plus de deux centimètres autour de la tumeur, et la gangrène n'envahit que successivement, et peu à peu, toutes ses parties. Toutefois, l'écoulement du pus était si abondant et d'une fétidité si repoussante, que les filles de la malade étaient obligées, d'après les prescriptions de la somnambule, de faire jusqu'à sept et huit pansements par jour. Les demoiselles de S... ont surmonté, avec le courage le plus méritoire, l'horrible dégoût que soulevait à chaque pansement l'écoulement d'un pus sanieux et l'insupportable puanteur de la gangrène. Elles ont fait dans cette pénible circonstance tout ce qu'il est possible d'attendre de la piété filiale la plus tendre, la plus dévouée.

La gangrène des artères nourricières de la tumeur occasionna quatre hémorrhagies abondantes, qui, ayant été prévues et annoncées à l'avance par la somnambule, ont pu être arrêtées à temps par les moyens qu'elle a prescrits. Malgré l'énorme déperdition de forces amenée par ces hémorrhagies, qui firent courir un sérieux danger à la malade ; malgré cette abondante suppuration, qui dura trois mois entiers, dans des proportions vraiment effrayantes, le traitement fut conduit avec une si heureuse sagesse, une si admirable prévoyance que Mme de S... n'eut besoin de s'aliter qu'un seul jour, à la suite de l'hémorrhagie la plus forte.

La disparition de cette monstrueuse tumeur fut complète au bout de quatre mois, la bonne constitution de la malade n'en fut en rien altérée, et elle a continué à jouir depuis d'une santé merveilleuse pour son grand âge. Mme de S... est débarrassée de sa tumeur depuis quatre ans; elle a aujourd'hui quatre-vingt-cinq ans, et sa santé est toujours aussi bonne.

Dix-septième Observation.

Mlle L... Tr... habitant Melun (Seine-et-Marne), âgée de trente et un ans, d'une constitution délicate, était affectée, depuis plus de trois ans, d'un squirrhe des lobes du nez, s'étendant jusqu'au bas de la lèvre supérieure et pénétrant assez avant dans les fosses nasales. Cette triste infirmité faisait le désespoir de la malade, qui se trouvait par là empêchée de continuer sa profession modeste de sous-maîtresse de pension. Elle vint réclamer les soins de Mlle de Fontaine, espérant qu'elle pourrait du moins entraver la marche de cette affection, que les médecins lui avaient dit être incurable, et qui, augmentant tous les jours un peu, défigurait horriblement le visage.

Le rapport ayant été établi avec la malade, la somnambule lui déclara que le squirrhe n'était qu'un symptôme d'une altération plus profonde existant dans le sang, altération qu'elle assura pouvoir être guérie, ainsi que le squirrhe. Elle constata un extrême appauvrissement du sang rendant les fonctions menstruelles anormales très-irrégulières, et donnant lieu à des pertes blanches qui épuisaient la malade par leur abondance. Elle trouva l'appétit nul, l'assimilation très-imparfaite, et dit qu'il existait une toux d'irritation remontant à deux ans. Elle demanda huit mois d'un traitement rigoureusement suivi pour modifier d'une manière complète la nature du sang et guérir radicalement le squirrhe.

Le traitement fut fidèlement suivi, et peu à peu l'appétit devint franc et régulier, l'assimilation des aliments complète, et les forces reprirent avec une alimentation vraiment réparatrice. La toux a disparu avec le retour périodique et normal des règles, et au bout des huit mois demandés le squirrhe a également disparu, en même temps que la constitution a été heureusement et radicalement changée.

Dix-huitième Observation.

Mme F... C..., femme d'un de nos statuaires les plus distingués, âgée de vingt-deux ans, douée d'une bonne constitution, était venue consulter Mlle de Fontaine.

Le rapport étant établi, la somnambule déclara que la consultante était grosse de sept mois; elle décrivit très-exactement toutes les particularités qui s'étaient présentées pendant le cours de la grossesse, et affirma qu'elle accoucherait d'un garçon, que la couche se terminerait bien, mais serait laborieuse, et que l'enfant aurait besoin de soins pour une irritation intestinale dont il était déjà affecté, par suite d'une disposition analogue chez la mère.

Toutes les prévisions de la somnambule se réalisèrent de la manière la plus remarquable : la couche fut en effet pénible, mais se termina heureusement par la naissance d'un garçon. L'accoucheur, averti par les parents de l'observation de la somnambule relativement à l'état des intestins du nouveau-né, ne crut pas devoir en tenir compte. Mais quelques jours après sa naissance, l'enfant fut pris d'une inflammation intestinale des plus graves, qui le mit rapidement à toute extrémité. Il fut porté dans cet état désespéré à la somnambule, qui, après l'avoir examiné très-attentivement, déclara qu'il serait hors de danger dans la matinée du troisième jour, et indiqua à cet effet des prescriptions d'une nature assez simple, mais devant être renouvelées jour et nuit, toutes les cinq ou dix minutes ; elle ajouta que le danger passé, l'enfant aurait besoin de soins attentifs pendant six mois. Neuf mois après, il fut pris du muguet et également guéri par les prescriptions somnambuliques.

Dans de nombreuses circonstances, Mlle de Fontaine a été consultée par des dames enceintes que la curiosité amenait près d'elle, dans le but de connaître d'avance le sexe de leur enfant ; elle a toujours fidèlement annoncé le résultat qui s'est produit.

A plusieurs reprises, la somnambule a été consultée

sur la cause de la stérilité dont étaient affligées les femmes qui recouraient à ses conseils ; elle leur a donné des détails d'une telle précision, qu'elles ont été toutes fixées sur ce point délicat et important. Quand la stérilité tenait à un état maladif de l'organe, ce qui est le plus habituel, et non à une lésion de l'organe congénitale ou accidentelle incurable, elle a indiqué les moyens propres à rétablir toutes les fonctions de matrice, et à la mettre à même de concevoir.

Dix-neuvième Observation.

Mme la baronne A..., femme d'un de nos généraux, membre du sénat, douée d'une forte constitution, d'un tempérament extrêmement nerveux, était atteinte d'un ramollissement cérébral depuis plus de six ans. Elle avait éprouvé déjà plusieurs atteintes de congestion cérébrale, qui avaient grandement aggravé son état et l'avaient réduite au dernier degré du marasme. Les médecins appelés à donner leur avis et le médecin traitant avaient déclaré qu'une nouvelle attaque de congestion cérébrale serait fatale, la malade n'étant pas assez forte pour y résister. Cette attaque eut lieu, et le médecin émit de nouveau l'avis que la malade, qui était plongée dans un état de paralysie générale et de coma profond, était perdue sans ressource et ne passerait pas la nuit. Je fus appelé par le général dans cette grave circonstance.

Mise en rapport avec la malade, la somnambule déclara, après un examen long et approfondi, que les médecins s'étaient trompés, et que non-seulement la baronne passerait la nuit, mais qu'on pourrait prolonger sa vie de trois à quatre mois, sans toutefois compter sur une guérison que la profonde altération du cerveau ne permettait pas d'obtenir. Elle indiqua immédiatement les soins à donner, et fit cesser la crise. Dans le cours du traitement, un mieux sensible fut obtenu, quelques crises sérieuses survinrent néanmoins, et furent heureusement combattues. Dans la seconde moitié du troisième mois, une congestion fort grave survint, et la malade n'y résista pas.

Il est curieux de rappeler que, dans le courant du traitement somnambulique, à deux reprises différentes, dans un moment de crise, le général consulta deux médecins, qui déclarèrent que la baronne succomberait dans la nuit. Consultée après eux, la somnambule émit un avis opposé, indiqua les moyens de faire cesser la crise, et annonça l'heure à laquelle ces messieurs seraient à même de présenter leurs hommages à la baronne ; ils furent exacts au rendez-vous, et purent aisément se convaincre de leur erreur, et constater une fois de plus les merveilles de la lucidité et de la prévision somnambuliques.

Vingtième Observation.

M. A...., colonel du génie, me fit appeler au commencement du printemps de l'année 1854, en me priant de vouloir bien établir le rapport magnétique entre Mlle de Fontaine et son fils, âgé de dix-neuf ans, un des élèves les plus distingués de l'Ecole polytechnique.

Après avoir décrit, devant le malade, tous les symptômes dont il était affecté, la somnanbule demanda à passer dans une pièce à côté, où elle déclara, devant les personnes présentes, qu'il existait une phthisie aiguë, galopante; que les tubercules étaient en pleine suppuration, et que l'état de faiblesse était tel qu'une terminaison fatale aurait lieu dans l'espace de vingt à vingt-cinq jours. Elle exprima le regret qu'on ne l'eût pas fait appeler deux mois auparavant, phase critique de la maladie, où elle aurait pu le sauver. Le père du jeune homme nous dit qu'en effet, il était survenu à cette époque une fluxion de poitrine, qui avait fait marcher la maladie d'une manière effrayante. La somnambule ordonna quelques légers palliatifs, et borna là sa consultation. Le pronostic qu'elle avait porté sur le malade fut confirmé par l'événement.

Vingt-unième Observation.

M. D..., créole, âgé de trente-quatre ans, d'une constitution extrêmement nerveuse, me fit appeler en consultation, avec Mlle de Fontaine.

La somnambule étant entrée en communication magnétique avec le malade constata la présence d'une hydropisie ascite très-avancée, qu'elle attribua à une obstruction du foie; elle indiqua, avec une grande exactitude, tous les symptômes pénibles dont le malade était tourmenté, et la cause de la maladie; elle prit l'engagement de guérir le malade dans un an, s'il voulait suivre fidèlement le traitement qu'elle ordonnerait.

Le malade, ayant trouvé que toutes les indications données par la somnambule étaient justes, était disposé à suivre son traitement, mais il trouvait le terme de la guérison si éloigné, qu'il lui demanda si elle ne pourrait pas trouver un moyen plus prompt de le débarrasser de son hydropisie; il lui fut répondu négativement. Le malade dit alors à la somnambule que son médecin traitant, dont l'avis était d'ailleurs partagé par les différents médecins consultants qui avaient été appelés, jugeait nécessaire et opportun de pratiquer l'opération de la ponction, comme moyen de le débarrasser plus vite. Elle répondit vivement au malade

5.

que les docteurs se méprenaient sur la gravité du mal, qu'elle considérait la ponction comme le dernier moyen à employer chez lui, qu'elle s'opposait formellement à ce qu'elle fût pratiquée, et que, si cette opération était faite, une terminaison fatale aurait lieu sept jours après.

Quinze jours après cette consultation, on nous fit appeler de nouveau. Le rapport établi, la somnambule déclara immédiatement que la ponction avait été pratiquée, et regretta vivement qu'on n'eût pas tenu compte de ce qu'elle avait annoncé; elle ajouta qu'il était trop tard pour agir avec efficacité, et que le malade, comme elle l'avait annoncé déjà, succomberait sept jours après l'opération, ce qui eut lieu effectivement.

Un des parents de M. D... nous apprit alors que, fatigué de l'inaction où le mettait son état, le malade avait voulu absolument faire pratiquer la ponction, dans l'espérance d'être plus tôt guéri, et qu'on n'avait pu s'y refuser, les médecins l'ayant jugée nécessaire. Il manifesta vivement le regret que l'avis des médecins eût prévalu, et qu'on n'eût pas essayé au moins pendant un mois du traitement de Mlle de Fontaine.

Vingt-deuxième Observation.

Mme G..., rentière à Paris, âgée de soixante-quartorze ans, d'une constitution forte, vint consulter Mlle de Fontaine dans l'hiver de l'année 1853.

La communication magnétique étant établie, la somnambule constata la présence d'une tumeur énorme, située au niveau du nombril, et qu'elle compara, pour le volume, à une tête d'adulte; c'est une véritable hernie ombilicale, compliquée d'une tumeur de nature mélicérique; elle est soutenue par une ceinture appropriée, pour l'empêcher de produire des tiraillements d'estomac douloureux; le ventre, qui est considérablement grossi, se ballonne souvent au point, non-seulement de ne pouvoir plus permettre l'application du bandage, mais même de supporter le plus petit cordon des vêtements.

La somnambule fit remonter la naissance de cette singulière tumeur à douze années, et dit qu'elle n'avait occasionné d'abord qu'un peu de gêne au début, mais que depuis trois ans, son volume ayant considérablement grossi, elle pesait par son poids sur l'estomac, et donnait lieu à des vomissements opiniâtres et très-fréquents; elle spécifia que, depuis un an surtout, ces vomissements avaient pris un caractère de ténacité et de fréquence qui, en ne permettant pas une alimentation convenable, avaient amené un dépérissement extrême de la constitution; que depuis quelque temps, l'etsomac n'acceptait plus aucun aliment sans le rejeter aussitôt, et qu'il y avait fréquemment des vomissements de matières glaireuses mélangées de beaucoup de bile, de sérosité et d'humeur; elle constata, en outre, une surdité presque complète.

En terminant la consultation, la somnambule condamna d'une manière formelle le traitement suivi depuis trois ans, et en indiqua un autre complétement opposé ; elle répondit d'arrêter les vomissements, de rétablir les forces de la malade, de faire diminuer la tumeur des deux tiers et de guérir radicalement la surdité. Elle demanda six mois pour amener ce résultat.

Tout ce qui avait été annoncé par la somnambule était vrai, et la malade était arrivée à un tel état de dépérissement, résultant de la fréquence des vomissements et de l'impossibilité de prendre une nourriture convenable, que le médecin traitant avait déclaré qu'une fin prochaine était inévitable.

Le traitement fut fidèlement suivi, et les prévisions de la somnambule se réalisèrent complétement. Les vomissements incoercibles depuis si longtemps, ont été arrêtés; le ventre se ballonne beaucoup moins, la tumeur a diminué des deux tiers, la surdité a disparu, et les forces sont revenues au point que, malgré ses soixante-quatorze ans, Mme G... peut faire à pied des courses de deux heures consécutives.

Vingt-troisième Observation.

Mlle M... M..., habitant Chatellerault (Vienne), âgée de quatorze ans, d'une constitution sèche, éminemment nerveuse, me fut amenée par ses parents, qui me manifestèrent le désir de consulter Mlle de Fontaine, pour connaître le jugement qu'elle porterait, en état de somnambulisme, sur la maladie dont leur fille était affectée.

Le rapport établi, la somnambule déclara qu'il existait une perturbation profonde et déjà ancienne du système nerveux, donnant lieu à des attaques d'épilepsie tellement fréquentes, qu'elles avaient amené un état congestionnel du cerveau presque permanent, donnant lieu à un état d'idiotie bien marqué et de marasme complet. Elle attribua la cause de la maladie à un affaiblissement du sang, qui n'avait pu permettre que la menstruation, réclamée par l'état de développement de la matrice, pût s'établir. Elle déclara néanmoins le cerveau intact, bien que congestionné ; assura qu'il se dégagerait naturellement à la première apparition des règles, et qu'elle ferait cesser complétement les crises épileptiques au bout d'une année de menstruation bien établie : elle répondit d'amener la première apparition des règles dans trois mois, en ajoutant que l'épilepsie guérie, il resterait toute sa vie, chez la jeune malade, une grande irritation du système nerveux, l'économie ayant été trop longtemps soumise à un épouvantable ébranlement.

Les parents de la jeune fille m'apprirent, après la consultation, que tout ce qu'avait annoncé Mlle de Fontaine était l'expression exacte de ce qu'éprouvait leur malheureuse enfant ; que depuis un an, les crises étaient d'une telle nature, qu'ils avaient cru devoir suivre le conseil qu'on leur avait donné de la placer dans une maison de santé à Paris, mais que le traitement qu'elle y avait suivi avait considérablement aggravé la maladie, et qu'ils s'étaient décidés à l'en retirer, après six mois de séjour. Ils exprimèrent leur satisfaction des promesses que leur avait faites Mlle de Fontaine, ajoutant qu'ils la connaissaient sous des rapports trop flatteurs pour ne pas recourir à ses moyens, et avoir toute confiance en elle.

Le traitement fut dirigé par la mère de la pauvre épileptique, avec le plus grand discernement, la plus vive sollicitude, et les résultats annoncés par la somnambule se sont fidèlement réalisés. Les règles apparurent au bout de trois mois, et avec elles le retour complet de la raison, au point que la jeune personne put reprendre avec succès ses études et son éducation, si longtemps interrompues. Les attaques d'épilepsie cessèrent complétement après une année de menstruation régulière ; l'état de santé actuel est parfait, mais il reste toujours une très-grande irritabilité nerveuse.

Vingt-quatrième Observation.

M. P... B..., colonel en retraite, habitant Paris, âgé de soixante-un ans, d'une bonne constitution et

d'un tempérament nerveux, vint, en décembre 1850,
consulter Mlle de Fontaine, qui lui dit, dans l'état de
somnambulisme : qu'il était affecté d'une névralgie
rhumatismale très-ancienne, remontant depuis plus de
vingt-cinq ans ; que le siége habituel de cette névralgie était dans les jambes et les cuisses ; que les douleurs qu'elle provoquait étaient d'une fréquence et
d'une acuïté telles, que presque tous les soirs, il se
déclarait un accès de fièvre plus ou moins violent, précédé d'inquiétudes et d'agitation nerveuse insupportables, et qui se terminait par une sueur très-abondante,
permettant après un peu de repos, par la détente
qu'elle amenait dans le système nerveux. Elle précisa
que cette sueur envahissait toute la partie supérieure
du corps, et s'arrêtait invariablement à la hauteur de
la ceinture, le reste du corps en étant toujours exempt.
Elle attribua la cause de cette terrible névralgie à
des fraîcheurs fréquemment réitérées.

La somnambule constata la présence d'une toux
d'irritation très-forte, ayant lieu par quintes très-
pénibles, sans expectoration, qui occasionnait des
mouvements d'expiration si violents, qu'il s'était déclaré à gauche une hernie inguinale ; elle dit qu'il
existait depuis quinze ans des hémorrhoïdes mon-
strueuses, occasionnant des garde-robes extrêmement
laborieuses, et rendant parfois la marche très-difficile
et très-pénible. Elle trouva le sang pur, mais très-
appauvri par l'état de souffrance habituel du malade.
Elle déclara, en terminant la première consultation,

qu'elle ne guérirait pas complétement la névralgie,

qu'elle ne guérirait pas complétement la névralgie,

rares intervalles ; la toux et la hernie inguinale ont complétement disparu ; les douleurs et la gêne produites par les hémorrhoïdes ont diminué beaucoup, et quelques mois après la première consultation, la somnambule, pressée par le malade de porter une attention particulière sur la chute du rectum et des hémorrhoïdes, a indiqué et décrit, pendant l'état magnétique, le modèle d'un bandage convenable, qui le met à même de marcher sans fatigue, sans douleur, et de prendre un exercice très-favorable à sa santé. L'état du colonel est tel, qu'il jouit maintenant d'un bien-être inconnu depuis longues années, et que son sang s'est beaucoup enrichi.

Vingt-cinquième Observation.

M. G... F..., fils d'un banquier de la capitale, âgé de quatorze ans, d'une constitution chétive, maladive, d'un tempérament lymphatique extrêmement nerveux, nous fut amené par ses parents, qui désiraient pour lui une consultation somnambulique.

Le rapport ayant été établi avec le jeune malade, Mlle de Fontaine déclara qu'il existait à l'angle droit de la mâchoire inférieure une tumeur strumeuse de la grosseur d'une forte noix, déjà fluctuante et près d'entrer en suppuration ; à gauche, à la place correspondante, une autre tumeur, moindre de moitié, et point fluctuante. Elle dit qu'il y avait eu déjà à droite une glande ayant longuement suppuré ; qu'elle ne comprenait pas comment on n'avait pas empêché cette suppuration de s'établir ; que, quant à elle, elle assurait non-seulement d'empêcher que la suppuration eût lieu, mais même de faire disparaître complétement les tumeurs scrofuleuses. Elle demanda un an pour obtenir ce résultat, le temps de fortifier suffisamment la constitution, et de rétablir la poitrine, déjà assez sérieusement engagée.

Les parents furent très-satisfaits de la consultation, et nous assurèrent qu'ils s'estimeraient très-heureux que Mlle de Fontaine tînt fidèlement sa promesse ; car une première tumeur avait réellement existé et fourni une suppuration qui avait duré deux ans, malgré les conseils éclairés et réitérés des premières autorités médicales de Paris, et qu'ils espéraient bien être plus heureux auprès de nous.

Les promesses faites par la somnambule ont été fidèlement tenues : non-seulement les glandes n'ont pas suppuré, mais il n'en reste plus de traces ; la poitrine s'est complétement rétablie, et une révolution des plus heureuses s'est accomplie dans la constitution du jeune homme, qui s'est prodigieusement fortifié.

Vingt-sixième Observation.

M. L... C..., âgé de trente-trois ans, employé dans une maison de commerce, à une comptabilité très-étendue, me fit prier, au commencement de l'été de l'année 1854, de passer chez lui avec Mlle de Fontaine, dont il désirait connaître la pensée sur sa maladie.

Le rapport étant établi avec le malade, la somnambule déclara qu'il était atteint d'une inflammation cérébrale des plus graves, déjà engagée depuis onze jours, et que cette dangereuse affection avait été traitée fort mal. Elle trouva toute la muqueuse intestinale enflammée par suite d'abus de purgatifs drastiques, et le sang très-appauvri par des émissions sanguines exagérées.

Après avoir exactement énuméré les symptômes qui fatiguaient le plus le malade, elle constata un état de bourdonnement constant dans les oreilles; la sensation dans la vue, tantôt d'un nuage, plus souvent d'une flamme vive; une roideur du cou tenant la tête dans un état d'immobilité absolue; l'impossibilité de suivre une idée ou un raisonnement un peu étendu, et parfois une agitation nerveuse allant jusqu'au délire, bientôt suivie d'une prostration de force extrême. Elle répondit de guérir la maladie en quarante jours et d'amener la convalescence en trois semaines. Elle affirma, en terminant, que tout trouble cérébral disparaîtrait avec la guérison, et que l'intelligence n'éprouverait aucune altération de cette grave secousse au cerveau ; elle prévint toutefois de la nécessité qu'il y aurait à ménager cet organe.

La consultation terminée, le malade et les personnes qui l'entouraient donnèrent un assentiment complet à tout ce qu'avait annoncé la somnambule, et furent surtout très-frappés de ce qu'elle avait si énergiquement condamné le traitement suivi jusque-là. En effet, le malade avait été saigné du bras à plusieurs reprises, des sangues avaient été appliquées à la nuque, aux tempes, derrière les oreilles, et, pendant sept jours consécutifs, on lui avait administré alternativement un éméto-cathartique violent et un purgatif des plus énergiques. Les parents de M. L... C... nous apprirent que les divers médecins appelés en consultation avaient déclaré que son état était au-dessus de toute ressource.

Le traitement fut suivi avec une remarquable exactitude ; les symptômes s'amendèrent rapidement, et la guérison eut lieu, ainsi que la convalescence, à l'époque annoncée par la somnambule, dès sa première consultation. Voilà un an que cette guérison est complète, il n'est pas survenu de récidive, et M. L... C... a pu reprendre ses travaux habituels, sans s'apercevoir d'aucun changement dans l'exercice de ses fonctions cérébrales.

Vingt-septième Observation.

M. G...R..., ancien représentant de la Moselle, âgé de quarante-deux ans, d'une constitution moyenne, était venu consulter Mlle de Fontaine, dont il désirait connaître l'opinion sur son état.

M. R... étant entré en communication magnétique avec la somnambule, elle lui dit que ce qui méritait la plus grande attention chez lui était la tête, où il devait éprouver une grande pesanteur, un sentiment de plénitude, de fatigue parfois très-pénible; qu'il avait assez fréquemment des étourdissements assez prolongés, et que ces accidents devaient être immédiatement combattus, s'il voulait éviter les conséquences d'une congestion cérébrale. Elle trouva la poitrine intacte, mais un peu faible et irritable, le sang appauvri et surtout d'une circulation des plus irrégulières.

Le consultant nous dit que tous les symptômes annoncés par la somnambule étaient très-réels, et promit de suivre son traitemnet; il mit malheureusement du retard à faire ce qu'elle l'avait engagé à exécuter de suite.

Quelques jours après cette consultation, le colonel S... vint me prier de me rendre en toute hâte, avec Mlle de Fontaine, auprès de M. G... R..., son ami.

Nous nous rendîmes de suite à l'invitation pressante qui nous était adressée. Le rapport étant établi avec le malade, la somnambule déclara qu'il avait fait une chute sur l'arcade sourcilière droite, qui était fendue jusqu'à l'os, depuis l'angle interne de l'œil jusqu'à un millimètre près de l'artère temporale. Elle précisa que le malade avait eu une congestion au cerveau et que la plaie, qui était cependant aussi nette que si elle avait été faite par le bistouri, avait été produite en tombant sur une saillie du bois du lit; elle ajouta que M. R... l'avait échappé belle, et qu'il n'avait tenu qu'à un cheveu que l'artère temporale fût ouverte; que l'hémorragie qui était survenue, quoique un peu trop forte, avait néanmoins heureusement dégagé la tête. Elle jugea l'état sérieux, prescrivit des soins très-attentifs, un régime sévère, et répondit que si toutes les prescriptions étaient fidèlement remplies, la plaie serait en voie de cicatrisation dans huit jours et le rétablissement complet au bout de onze jours.

M. G... R... nous affirma que tout ce qu'avait annoncé la somnambule était exact ; qu'ayant éprouvé un besoin invincible de sommeil dans la journée, il s'était couché sur son lit, s'était ensuite levé en sursaut, avait éprouvé dans le cerveau une sensation dont il n'avait pu se rendre un compte exact, et était tombé de toute sa hauteur sur une des arêtes vives de l'acajou du lit. Il n'avait pu appeler du secours que lorsque la perte de sang l'avait rappelé à lui.

M. G... R... suivit avec une ponctuelle exactitude

les soins journaliers que lui donna la somnambule, et au bout de onze jours la plaie était cicatrisée et le malade assez bien rétabli pour pouvoir rentrer à la campagne, auprès de sa famille.

Vingt-huitième Observation.

Lettre adressée au colonel G..., par le général N...

« Paris, 12 juillet 1854.

« MON CHER G...,

« J'ai reçu votre lettre hier matin, mais ce n'est qu'aujourd'hui à midi que j'ai pu avoir la consultation de Mlle de Fontaine. Je craignais d'abord qu'elle ne réussît pas, parce que son docteur m'avait dit la veille que, pour une première consultation, il fallait un objet plus grand qu'un coupon de flanelle, comme un gilet ou une chemise. Mais, malgré mon appréhension, cette consultation a réussi bien au delà de mes espérances et de ce que je pouvais raisonnablement supposer.

« Je n'ai pas dit un mot d'avance à Mlle de Fontaine, et, lorsqu'elle a été endormie, je lui ai remis votre lettre contenant la flanelle, que je n'avais pas touchée. Elle a extrait le petit morceau, sans s'inquiéter de la lettre, et, après l'avoir flairé et manié, elle m'a dit de suite : Ce n'est pas une femme, c'est un homme. L'estomac est malade ; il y a de la névralgie ; le pylore et les instestins grêles souffrent ; tout cela est enflammé, c'est déjà bien ancien. Le sang est appauvri, il ne circule pas bien ; les extrémités, les pieds, les mains, les genoux se refroidissent avec une grande facilité. Les reins souffrent aussi, mais quand la douleur s'y porte, elle diminue à l'estomac ; il y a beaucoup de faiblesse. La tête souffre parfois. Je ne puis pas prédire une guérison complète, mais pourtant la gravité du mal n'est pas extrême. Je ne vois pas de boutons dans l'estomac, le pylore est atteint comme le reste de la muqueuse intestinale, qui est le siége d'une inflammation chronique, prenant parfois le caractère aigu, comme dans le moment actuel. Les digestions se font fort mal ; il y a toujours constipation ou diarrhée, selon que le pylore se resserre ou se dilate. Dans le second cas, il y a moins de douleur, mais plus de faiblesse, parce que les aliments passent dans les intestins grêles sans subir la digestion de l'estomac et ne profitent pas. Les poumons sont bons, le cœur aussi, mais je vois beaucoup d'eau dans le péricarde ; il y en a aussi dans d'autres parties, ce qui tient à la faiblesse du sang. Les intestins sont tapissés de glaires. Le foie ne fonctionne pas très-bien. Cette personne a dû être fortement constituée, sans quoi elle n'aurait pas supporté cet état. Lorsque j'ai dit que c'était un prêtre, elle a ajouté qu'il était bon et loyal, qu'on pouvait tout lui confier ; qu'il souffrait depuis longtemps et avait essayé des remèdes qui lui avaient été quelquefois contraires ; qu'il ne fallait abuser ni des toniques, ni des rafraîchissants ; qu'il y avait de la ressource ; qu'elle pouvait soulager et mettre le malade à même de remplir ses devoirs, mais qu'elle ne pensait pas que les douleurs d'estomac cédassent entièrement.

« Je vous envoie ci-jointe la consultation écrite par le docteur de Séré. Le traitement terminé, il sera nécessaire de prendre une nouvelle consultation ; il suffira alors d'un morceau de flanelle pareil à celui qui a servi aujourd'hui. Vous n'oublierez pas, toutefois, que je ne serai pas revenu de ma tournée d'inspection avant le commencement de novembre.

« Ma lettre est bien décousue, mais j'ai voulu vous défiler mon chapelet sans reprendre haleine. »

Réponse du colonel G... au général N...

« P..., 16 juillet 1854.

« MON CHER GÉNÉRAL,

« Dès que j'ai eu reçu votre lettre, je me suis empressé d'aller à V..... et d'en lire le contenu à notre bon curé, en lui remettant les ordonnances indiquées par Mlle de Fontaine, rédigées et signées par le docteur de Séré. Je vous avoue que je n'étais pas sans inquiétude sur la vérité de la multitude de détails qu'elle contient sur l'état du malade et sur la maladie, et je craignais qu'il n'y eût quelque chose d'inexact, mais tout s'est trouvé d'une vérité parfaite, et le curé

6

était ébahi en m'entendant lire ; il ne pouvait revenir de sa surprise.

« Toute la description que fait Mlle de Fontaine de la position de ce malade est minutieusement vraie ; rien n'est omis, rien n'est de trop. La confiance dans le traitement prescrit est nécessairement résultée de la vérité de la consultation, et notre curé va entreprendre le régime qui lui est prescrit. Je ne peux vous exprimer toute sa reconnaissance pour votre complaisance, etc. »

J'ai revu cet hiver le colonel G..., voisin de campagne du curé de V..., qui m'a dit que, depuis environ quinze jours avant la consultation, le malade était réduit pour tout aliment à quelques verres de sirop d'orgeat, qui seuls pouvaient passer ; son état était si grave qu'il avait cru devoir recevoir les derniers secours de la religion. Néanmoins, son état s'est amélioré assez rapidement, et il a pu reprendre ses fonctions ecclésiastiques et ses promenades accoutumées; il est venu deux ou trois fois voir le colonel à P..., distant de 3 kilomètres de sa résidence.

Vingt-neuvième Observation.

Mlle Ch... P..., habitant Mons (Belgique), âgée de quarante-deux ans, envoya, en novembre 1853, un gilet de flanelle dans les conditions requises pour éta-

blir la communication magnétique avec la somnambule. Le gilet de flanelle fut soumis à Mlle de Fontaine,
qui, dans l'état somnambulique, déclara : que la
malade était atteinte depuis trois ans d'une hydropisie ascite, conséquence d'une suppression de règles ;
que le foie était déjà presque complétement obstrué ;
qu'elle répondait cependant d'amener un mieux très-
grand en rappelant les règles, ce qu'elle s'engagea à
obtenir au bout de trois mois de traitement, mais
qu'elle ne pouvait pas promettre une guérison complète.

Elle constata la présence d'une hernie ombilicale,
une faiblesse très-grande, suite d'un grand appauvrissement du sang, amené par de mauvaises fonctions
d'estomac et une assimilation incomplète des aliments.
Elle trouva les fonctions de vessie et de gros intestin
très-irrégulières et habituellement fort pénibles, la
marche presque impossible, par suite de douleurs de
reins affreuses et d'un relâchement considérable des
ligaments de l'utérus ; elle ajouta que la constitution
de la malade était très-lymphatique.

La consultation fut envoyée à Mlle Ch... P..., telle
qu'elle avait été donnée par la somnambule. Peu de
temps après la consultante nous répondit que tout ce
que Mlle de Fontaine avait annoncé était exact, qu'elle
avait suivi avec empressement le traitement indiqué,
et qu'elle en éprouvait déjà une petite amélioration ;
elle terminait en demandant une seconde consultation
somnambulique, désirant continuer le traitement, qui,

au bout du temps demandé par la somnambule, amena les résultats qu'elle avait prévus. Les règles, qui ont reparu au bout de trois mois de traitement, se sont maintenues jusqu'ici, et l'état général de la santé de Mlle Ch... P... est tel, que son ventre est diminué des trois quarts, que l'appétit est bon et l'assimilation assez parfaite pour amener un retour des forces très-considérable, au point de permettre à la malade des courses de plus d'une heure et de vaquer à toutes ses occupations. Voilà quinze mois que cet état de bien-être se maintient, et durera, au dire de la somnambule, tant qu'il sera possible de maintenir une menstruation régulière.

Trentième Observation.

Mlle M... D..., âgée de trente-quatre ans, fermière à Mézières (Belgique), envoya un gilet de flanelle, porté pendant une nuit, pour établir le rapport magnétique avec Mlle de Fontaine, dont elle désirait une consultation.

L'objet en flanelle ayant été soumis à la somnambule, elle dit : qu'il existait une jaunisse (ictère) due à un saisissement éprouvé pendant le moment des règles, qui étaient restées supprimées, et que cet état durait depuis six mois. Elle constata un état de congestion du foie et une inflammation chronique de la vésicule du fiel ; un état de maigreur extrême, par suite de mauvaises digestions et d'une assimilation très-imparfaite des aliments. Elle déclara qu'il était temps d'agir ; que le foie était sous l'imminence d'un état inflammatoire aigu ; que la seule indication à remplir pour obtenir une guérison radicale était d'amener le retour des règles, ce qu'elle s'engagea à obtenir après deux mois de traitement.

La consultante nous apprit, en demandant une nouvelle consultation, que tout ce que lui avait annoncé Mlle de Fontaine était vrai ; que les médecins qu'elle avait consultés à Mons et Bruxelles avaient été tous d'avis de la nécessité absolue de rappeler les règles, mais qu'aucun n'avait été assez heureux pour y arriver ; qu'elle suivait le traitement prescrit, et qu'elle espérait être plus heureuse de notre côté.

Au bout des deux mois de traitement demandés par la somnambule, le retour des règles eut lieu et la jaunisse disparut. Voilà un an que la guérison est accomplie, et la santé de Mlle M... D... est toujours restée parfaite.

Trente-unième Observation.

Mlle C..., âgée de soixante-trois ans, d'une constitution sèche et nerveuse, vint consulter Mlle de Fontaine dans l'été de 1853, plutôt pour satisfaire un sentiment de curiosité que pour suivre sérieusement ses prescriptions.

Le rapport étant établi, la somnambule lui dit : que son estomac souffrait depuis plus de douze ans, qu'il était extrêmement affaibli, que le pylore était le siége d'une inflammation passée à l'état chronique depuis trois ans, ayant dû, à plusieurs reprises, présenter un caractère aigu, qui avait fini par donner naissance à une altération assez étendue de la muqueuse. Elle assura à la malade qu'on pouvait lui donner de l'appétit et lui faire reprendre convenablement de forces, de manière à rendre son état bien meilleur. Elle engagea vivement Mlle C... à se soigner attentivement, la prévenant que si elle ne le faisait pas, avant trois mois, elle serait prise d'une inflammation de l'estomac et des intestins, à laquelle son état de faiblesse ne lui permettrait pas de résister.

La consultation terminée, la malade nous affirma que tout ce que Mlle de Fontaine avait dit sur son état était très-exact, mais qu'elle ne pourrait jamais se résoudre à suivre son traitement, le trouvant beaucoup trop assujettissant ; qu'elle espérait bien, au reste, que son docteur calmerait son irritation actuelle, comme il l'avait fait jusque-là heureusement.

Rentrée chez elle, à Cambrai (Nord), Mlle C... continua le régime qu'elle suivait déjà depuis fort longtemps. Trois mois après, elle envoya un gilet de flanelle à son neveu, M. C..., en le chargeant de demander une consultation à Mlle de Fontaine.

Le gilet de flanelle ayant été soumis à la somnambule, elle déclara : qu'il existait une inflammation aiguë fort grave de l'estomac et des intestins, que cette inflammation remontait déjà à trois semaines, qu'il était trop tard pour prendre ses conseils, que la faiblesse était telle que toute espérance devait être absolument abandonnée, que la malade ne tarderait pas d'ailleurs à succomber, et qu'elle serait surprise si elle vivait plus de neuf jours.

M. C... nous assura que tout ce que Mlle de Fontaine avait annoncé sur l'état de santé de sa tante se trouvait d'accord avec le jugement porté par les médecins qui la soignaient, mais qu'il n'était pas instruit par eux que la fin dût être aussi prochaine, et qu'il allait écrire en conséquence aux parents de la malade.

Quinze jours après cette consultation, M. C... nous apprit que sa tante avait succombée à l'époque annoncée par la somnambule, et que toute sa famille était bien surprise de la manière précise dont toutes ses prévisions s'étaient réalisées.

Trente-deuxième Observation.

Mlle Ch..., âgée de quinze ans, nous fut amenée par sa tante, qui désirait avoir l'avis de Mlle de Fontaine sur l'affection dont sa nièce était atteinte.

Le rapport étant établi avec la jeune personne, la

somnambule déclara : qu'il existait un appauvrissement extrême du sang, très-augmenté par la présence d'une bronchorrhée déjà ancienne et d'une très-grande faiblesse de poitrine, qui s'étaient déclarées à la suite d'une pleuro-pneumonie grave. Elle dit que cet affaiblissement général de la constitution avait provoqué un développement exagéré de croissance, qui ajoutait encore à l'état de faiblesse. Elle trouva les fonctions de matrice très-mauvaises, fort irrégulières surtout, et ayant déjà donné lieu à des désordres nerveux inquiétants. Elle constata l'existence d'un appétit extraordinaire, désordonné, qui était loin de suffire à la réparation des forces d'une manière convenable, l'assimilation se trouvant très-imparfaite, par suite d'un relâchement particulier du pylore. Elle trouva la tête intacte, mais remplie d'humeurs, ayant heureusement une issue très-large par les fosses nasales.

La somnambule termina la consultation en disant : que les poumons étaient intacts ; que tous les organes étaient sains, et que c'était la faiblesse seule du sang qui était la cause des désordres produits ; elle attribua cette faiblesse à l'état de relâchement du pylore et à la présence d'une grande quantité d'humeur. La poitrine n'était, disait-elle, qu'une conséquence qui avait beaucoup ajouté à cet appauvrissement du sang. Elle s'engagea à guérir les crises nerveuses dans deux mois, et demanda de six à huit mois pour rétablir la constitution d'une manière complète.

La tante de Mlle Ch... nous assura que tout ce qu'avait dit Mlle de Fontaine était exact, mais qu'elle avait de la peine à penser que les poumons fussent intacts, tous les médecins consultés ayant déclaré qu'ils étaient atteints d'une lésion organique, et que sa nièce était traitée depuis longtemps pour une affection de ce genre.

Le traitement fut suivi avec une scrupuleuse et intelligente exactitude. Au bout de six semaines, il n'y eut plus apparence de désordres nerveux ; après six mois, les fonctions de règles étaient régularisées convenablement, et la santé actuelle de la jeune malade est parfaite.

Trente-troisième Observation.

Mme Y..., rentière à Paris, nous amena, pendant le printemps de l'année 1852, une négresse, âgée de cinquante-deux ans, qu'elle avait à son service depuis plus de trente ans, et à laquelle elle était extrêmement attachée, espérant que Mlle de Fontaine pourrait apporter quelque soulagement à son état.

Le rapport étant établi avec la malade, la somnambule déclara qu'il existait une carie du rocher droit, que la suppuration était déjà établie depuis six semaines, et que cette partie était le siége de douleurs violentes et très-aiguës depuis deux ans, ayant pris un caractère de persistance et d'intensité telles, que depuis plus de trois mois la pauvre femme avait complétement perdu le sommeil et l'appétit. — Elle indiqua l'étendue de la carie, précisa d'une manière exacte celle de l'inflammation autour de la carie, bien que la tête fût soigneusement enveloppée d'un madras. Elle dit que l'ouïe, nulle à droite, par suite d'une otite purulente, était faible à gauche ; la vue était aussi extrêmement affaiblie. Elle trouva le sang très-appauvri, par suite de la persistance et de l'acuïté des douleurs de tête, de la privation complète d'appétit et de sommeil. Il existait, en outre, un état de névralgie rhumatismale très-pénible dans les jambes. Les autres organes lui parurent sains.

Après avoir insisté beaucoup sur l'atrocité des douleurs de tête de la pauvre négresse, la somnambule attribua la cause de son mal à une otite aiguë mal traitée, et contractée par l'exposition prolongée de la tête à un froid assez vif, dans un moment de transpiration. Elle affirma qu'il était encore temps d'agir, et qu'elle répondait d'une guérison radicale ; elle demanda huit mois pour l'obtenir.

Mme Y... trouva que toutes les indications données par Mlle de Fontaine étaient exactes, et que le mal avait réellement commencé comme elle l'avait annoncé. Elle nous promit de faire suivre immédiatement le régime prescrit à la malade, les soins donnés jusque-là par son médecin ayant laissé le mal gagner tous les jours, au lieu de l'arrêter.

Le traitement fut laborieux, à cause des pansements

nombreux nécessités par la partie malade, qui était le siége d'une extrême sensibilité ; les résultats en furent bientôt assez marqués, car, au bout d'un mois, les horribles douleurs de la tête diminuèrent au point de permettre le retour de l'appétit et du sommeil. Le mieux fut graduel et se continua jusqu'au moment de la guérison, qui eut lieu à l'expiration des huit mois demandés par la somnambule.

Trente-quatrième Observation.

M. M..., propriétaire d'un des hôtels les plus considérables de Paris, âgé de trente-cinq ans, d'une constitution athlétique et d'un tempérament extrêmement sanguin, vint me demander une consultation somnambulique, au printemps de l'année 1853.

La communication magnétique étant établie, Mlle de Fontaine lui dit : qu'il était affecté d'une inflammation chronique de la vessie depuis huit ans, et d'un rétrécissement de la portion prostatique de l'urètre; que cette partie avait été cautérisée, et cela fort mal à propos ; que les fonctions de vessie étaient très-pénibles, et qu'il existait assez habituellement une irritation des reins, parfois très-douloureuse. Elle trouva l'ensemble de la constitution très-vigoureusement organisé ; la tête seule était parfois lourde et le siége d'étourdissements. Elle attribua la lourdeur de tête à la nature du sang, qu'elle trouva trop riche, trop facilement coagulable, et par là d'une circulation irrégulière. Elle avertit le malade de la nécessité de prendre quelques soins, qu'elle indiqua, s'il voulait éviter les atteintes d'une apoplexie, pour laquelle elle lui trouvait une grande prédisposition. Elle lui affirma que son affection des voies urinaires était parfaitement guérissable, et qu'elle s'engageait à l'en débarrasser radicalement en trois mois.

La consultation terminée, M. M... nous dit que tout ce qu'avait annoncé la somnambule était exact, qu'il y avait, en effet, huit années qu'il souffrait des organes qu'elle avait désignés ; qu'il allait suivre le traitement prescrit, et qu'il s'estimerait bien heureux si Mⁱˡᵉ de Fontaine le guérissait, car il s'était adressé inutilement, depuis huit ans, à toutes les sommités de la capitale, sans avoir pu obtenir un résultat satisfaisant.

Les prescriptions indiquées furent fidèlement remplies, et, au bout des trois mois demandés, la guérison fut complète.

Un an après la guérison, M. M..., ayant négligé les soins hygiéniques prescrits par la somnambule pour éviter une atteinte d'apoplexie, fut frappé d'une attaque de cette redoutable maladie. Je fus appelé avec Mⁱˡᵉ de Fontaine, pour la traiter ; nos soins furent encore heureux. La santé étant tout à fait rétablie, la somnambule rappela de nouveau au malade la nécessité absolue de ne pas négliger les soins qu'elle lui avait déjà prescrits à la première consultation qu'il était venu prendre chez elle. La santé de M. M... est parfaite depuis, et il veille attentivement à ne pas oublier les soins qui lui ont été recommandés, et dont l'utilité lui a été si clairement démontrée.

Trente-cinquième Observation.

Mme P... M..., rentière à Paris, âgée de cinquante ans, douée d'une forte constitution, avec prédominance du système lymphatique, vint me demander une consultation somnambulique dans le courant du mois de novembre 1853.

La malade étant entrée en communication magnétique avec Mlle de Fontaine, il lui fut dit : qu'elle éprouvait de violentes, d'intolérables douleurs le long de l'épine dorsale, aux reins surtout, par suite d'une inflammation chronique des méninges spinales, inflammation qui avait dû prendre le caractère aigu à plusieurs reprises: elle affirma cependant que la moelle épinière était intacte. Elle trouva les fonctions des reins, de la vessie, du gros intestin très-mauvaises, et les ligaments de la matrice très-relâchés. Elle constata que cet état, déjà si grave et si douloureux, s'était compliqué, depuis trois ans, d'une hydropisie ascite, ayant considérablement aggravé tous ces symptômes.

Elle dit que la marche est devenue presque impossible, la malade se trouvant prise, après quelques pas dans sa chambre, de faiblesse, d'une véritable défaillance, qui l'oblige à saisir immédiatement un appui, sous peine de tomber ; ces effets ont même lieu quand Mme M... est assise sur son fauteuil, si son abdomen n'est pas soutenu par un bandage convenable. Elle trouva qu'il existait des défaillances, des tiraillements d'estomac très-fréquents et très-pénibles ; que l'appétit était nul, l'assimilation des aliments très-imparfaite, et que le péricarde était rempli de sérosité, ce qui occasionnait des oppressions assez fatigantes.

La somnambule condamna très-vivement le traitement suivi jusque-là, et surtout l'application le long de l'épine dorsale de moxas et de cautères, dont elle dit voir les traces. Elle affirma donner du soulagement en deux mois, et guérir en neuf.

Mme P... M... nous dit, après la consultation, que les nombreux symptômes énumérés par Mlle de Fontaine n'étaient que trop vrais ; mais elle pensait qu'elle se trompait en déclarant intacte la moelle épinière, étant traitée depuis cinq ans pour une lésion profonde de cet organe, et ne s'étant même décidée à l'application de moxas et de cautères qu'après une consultation des premières autorités médicales. Elle ajouta que ces messieurs l'avaient bien avertie qu'elle ne guérirait pas, mais qu'elle serait grandement soulagée par l'emploi de ces moyens; que le mal étant très-douloureux, il fallait de violents efforts pour l'arracher. Mais, voyant que, loin d'être soulagée, ses douleurs étaient devenues plus tenaces et plus vives, elle était venue vers nous, pensant que nous arriverions à donner quelque soulagement à ses intolérables et atroces souffrances.

Mme P... M... se confia résolûment à nos soins, suivit avec beaucoup d'exactitude les indications qui lui furent données, et eut le bonheur de voir tout ce que lui avait annoncé la somnambule se réaliser de point en point. Au bout de deux mois, elle jouissait déjà d'un bien-être inespéré ; après neuf mois de traitement, elle était guérie. Voilà six mois que la guérison est complète, et Mme M... peut vaquer facilement à ses occupations de maîtresse de maison, qu'elle avait été obligée d'abandonner depuis longtemps.

CHAPITRE III.

ORIGINE ET HISTORIQUE DU SOMNAMBULISME MAGNÉTIQUE.

Le somnambulisme magnétique est l'objet d'une vogue marquée et soutenue depuis assez longtemps; il est malheureusement connu d'une manière très-imparfaite, jugé avec beaucoup de prévention et de passion, ce qui permet d'expliquer en partie la confiance parfois aveugle que lui accordent certaines personnes, le dédain et l'incrédulité singulières dont il est poursuivi par beaucoup d'autres, qui ne peuvent s'habituer sans colère à regarder de nouveaux horizons. Il est triste de remarquer que les corps savants, les médecins surtout, qui auraient un intérêt si grand à être bien fixés sur cet étrange et merveilleux état du système nerveux, aient laissé jusqu'ici une question si grave et si haute faire son chemin à travers les folies des enthousiastes ou les honteuses spéculations de charlatans avides, qui n'ont pensé qu'à l'exploiter à leur profit.

Il y a là un état de choses qui ne peut durer plus longtemps, et le moment serait venu où l'Académie de médecine devrait porter sur cette intéressante et sérieuse question magnétique un jugement, sinon définitif, puisque l'Académie se croit liée par des antécédents regrettables, qui devraient céder cependant devant l'évidence des faits et de la vérité, mais tel au moins, qu'il n'y ait plus de parti pris de refuser l'examen des recherches qui peuvent en aider la solution. La science a un butin immense à conquérir dans les données précieuses que peut fournir cet étrange et mystérieux état du somnambulisme lucide ; la psychologie, la religion elle-même ont chacune leur part de vérités importantes à y recueillir, et le moment est arrivé où les recherches propres à amener ce résultat doivent être faites avec toute la gravité et le consciencieux intérêt qu'elles méritent.

La section de philosophie de l'Académie des sciences morales et politiques avait paru céder au désir de l'opinion, en proposant un prix de quinze cents francs, pour l'auteur du meilleur Mémoire sur le sommeil psychologique, les rêves, le somnambulisme naturel et ses différentes espèces, y compris le somnambulisme artificiel ou magnétique. Il suffit de lire le compte rendu du rapporteur, M. le docteur Lélut, pour s'assurer de la manière dont l'Académie a jugé convenable de répondre à l'attente de l'opinion publique, très-intriguée de savoir comment elle envisagerait le fait du somnambulisme magnétique. Cette dernière forme du somnambulisme, qu'elle appelle artificiel, craignant presque de lui donner son vrai nom, est bien un fait pour l'Académie, mais un fait ne sortant pas du cadre des rêves ordinaires, et ne présentant, en aucune manière, cette manifestation si remarquable et toute spéciale des facultés nouvelles qui constituent la lucidité. Une solution semblable donnée à la question, solution qui est un véritable refus d'examen, a surpris la plupart des esprits attentifs et clairvoyants, qui ont l'habitude de suivre la marche des travaux de l'Académie des sciences morales et politiques, et qui avaient remarqué, avec une satisfaction toute scientifique, des allures plus franches, plus libérales surtout chez elle, que chez ses voisines de l'Institut. J'aurai l'occasion, dans le cours de ce travail, au chapitre qui sera consacré à l'étude du sommeil et des rêves, de revenir sur le rapport de mon honorable confrère, M. le docteur Lélut, et d'en apprécier le caractère et la portée.

Le somnambulisme magnétique est plus qu'un fait, il est déjà une science qui a ses annales; son histoire est déjà vieille, et la voie qui mène à son étude est tracée depuis longtemps, il ne s'agit plus que d'y marcher résolûment à la suite des esprits les plus sérieux, les plus éminents.

Au moyen âge, Paracelse, Goglenius, Van Helmont, Maxwel, Virdig, Santanelli, Kircher, Burgravius, etc., etc.; au commencement du siècle, Mesmer, le marquis de Puységur, Tardy de Montravel, après eux le sage et vertueux Deleuze, le général baron d'Henin de Cuvillers; de nos jours, les docteurs académiciens, signataires du rapport Husson, les docteurs Bertrand,

Frappart, Marc d'Espine, Foissac, Koreff, Charpignon, Teste, Bellanger, le conseiller Chardel, le lieutenant général du génie Noizet, les magnétiseurs les plus distingués, baron Dupotet et Aubin Gauthier, tous se sont occupés, à des points de vue bien différents, du magnétisme, et nous ont donné, dans des ouvrages remarquables, le fruit de leurs longues investigations, de leurs patientes et laborieuses recherches.

Je suis bien loin, toutefois, de penser que le magnétisme prenne au moyen âge seulement son point de départ ; étant un fait essentiellement naturel, il a dû être observé dès les premiers âges du monde, et il serait facile de montrer le rôle très-considérable qu'il a joué dans les mystères des temples de l'ancienne Égypte, les célèbres oracles de Delphes, Thèbes, Memphis, et les augures de l'ancienne Rome. Évidemment ces oracles célèbres, ces pythonisses, ces augures, ces sibylles qui trônaient sur les autels du paganisme, n'étaient que des somnambules admirables, dont la théocratie de ces époques reculées avait fait de puissants moyens de richesse et de domination politique. Sous ce rapport, les somnambules de l'antiquité ont exercé une considérable et puissante influence sur le mouvement religieux, moral et politique des anciens peuples, il est probable même que les nombreuses religions païennes ont trouvé là leur point de départ, ou tout au moins leur levier le plus puissant.

Le grand appareil dont les prêtres du paganisme

relevaient les oracles des pythonisses, le surnaturel mystérieux dont l'enveloppaient les magiciens du moyen âge, n'étaient qu'autant de voiles splendides qui servaient à couvrir le grand fait purement humain du magnétisme, que Mesmer a eu le premier la gloire de mettre entièrement à nu, en appelant sur lui le grand jour de la discussion. Ces considérations seraient de nature à me conduire vers la grave et intéressante question historique qu'elles soulèvent, mais sa solution m'entraînerait au delà des bornes que je me suis prescrites pour ce travail; je tenais cependant à faire entrevoir toute son importance, à constater surtout l'influence immense acquise par les prêtres de l'antiquité païenne, au moyen des cures qu'ils produisaient, en suivant, avec un soin religieux, les indications fournies par leurs somnambules, et l'attention extrême qu'ils ont toujours mise à conserver, sur leurs tablettes votives, les recettes médicales qu'ils avaient recueillies. Ce sont ces *ex-voto*, ces tablettes précieuses formant toute la science hygiénique de l'antiquité, qui ont été rassemblés et fécondés par le génie du divin vieillard de Cos, l'immortel Hippocrate, dont la famille faisait partie de la théocratie païenne. Hippocrate a su retirer de ces innombrables *ex-voto* ces lois et ces préceptes admirables de médecine qui, après plus de deux mille ans, sont encore l'objet de notre éternelle admiration, et auxquels il semble que les erreurs de nos divers et innombrables systèmes médicaux nous ramènent tous les jours davantage. La plupart de nos docteurs modernes se doutent fort peu, à coup sûr, que l'origine de leur art est purement somnambulique ; s'ils étaient moins prévenus et mieux instruits à cet égard, ils ne rejetteraient pas avec un dédain aussi absurde qu'injuste les lumières et les secours inespérés que donne souvent la connaissance approfondie des phénomènes magnétiques.

On peut lire l'article sur Hippocrate du docteur Feller, dans le *Dictionnaire de médecine*, qui indique très-clairement le rôle du prêtre-médecin dans l'enfance des sociétés : « Hippocrate, dit le docteur Feller, naquit à Cos, île de la mer Egée, consacrée à Esculape, qui y avait un temple fameux ; les membres de sa famille exerçaient comme un double sacerdoce dans le temple de ce dieu, en desservant les autels et en soignant les malades. Dans cette famille, le fils héritait de la tradition orale des cures opérées par les aïeux, cures attestées par les offrandes ou tablettes votives et par des recueils précieux d'observations écrites. Le moyen qu'Hippocrate employait le plus souvent, soit pour la conservation de la santé, soit pour la guérison des maladies, était les frictions de la peau. »

Il y a plus de soixante-dix ans, Mesmer reprit avec un éclat égal à son talent l'étude du magnétisme ; il a résumé, dans des propositions restées célèbres, les procédés du magnétisme des seizième et dix-septième siècles, dont il prit grand soin d'élaguer les idées de magie, alchimie, astrologie et de mysticisme, dont les avait enveloppées la barbarie crédule du moyen âge. Ces propositions remarquables, dont la conclusion était la découverte dans la nature d'un agent universel propre à guérir et à préserver les hommes, devait soulever et souleva en effet bien des doutes et des défiances ; mais il annonçait un fait qui paraissait nouveau, tant il avait été jusque-là tenu caché par les éléments parasites dont il était affublé, et la curiosité était vivement excitée chez ses contemporains. Les résultats extraordinaires produits par les procédés mesmériques furent tels, qu'ils émurent et passionnèrent à la fois la cour et la ville ; l'émotion fut extrême, et, par ordre du roi Louis XVI, des commissaires, pris au sein de l'Académie des sciences et de l'Académie de médecine, furent désignés pour faire l'examen de la doctrine nouvelle annoncée par Mesmer.

Après des épreuves, des expériences assez longues, mais incomplètes pour la plupart, et faites d'ailleurs dans un esprit qui devait en altérer la valeur et le caractère, les commissaires, tout en constatant d'étranges et merveilleux résultats, firent au roi un rapport dans lequel ils niaient l'existence du nouvel agent, tel qu'il était annoncé et décrit par Mesmer. Cette conclusion ruinait la doctrine mesmérique, elle niait également le magnétisme, par les considérations qui accompagnaient l'exposé du rapport. Cependant il y avait des effets produits dont la certitude ne pouvait être contestée, des cures éclatantes bien constatées, il fallait au moins les expliquer et dire à quoi elles pouvaient être attribuées, puisque les commissaires voulaient absolument que le magnétisme n'y fût pour rien ; aussi les membres de la Commission prétendaient-ils que les effets produits étaient dus à la puissance de l'imagination surexcitée par les attouchements, les frictions répétées sur les organes les plus irritables, par l'appareil mystérieux du baquet, la musique, l'imitation produite par la présence de personnes en crises. Ils admettaient comme puissante l'influence du regard. Ils pensaient que l'imagination émue, et ainsi vivement sollicitée à sortir de sa voie ordinaire par l'emploi de moyens aussi étranges que complexes, était susceptible de produire les effets nerveux les plus remarquables, les plus variés, et même les crises convulsives qui, pour Mesmer et ses disciples, étaient l'action la plus heureuse que l'agent pouvait exercer sur le système nerveux, celle dont ils attendaient les résultats les plus certains de guérison.

Plusieurs des disciples du maître et son élève le plus distingué, le docteur d'Eslon, régent de la Faculté de médecine, abandonnaient de bonne grâce l'existence du fluide mesmérien, et, acceptant le grand rôle que les commissaires faisaient jouer à l'imagination ; ils demandaient spirituellement qu'on fît de la médecine d'imagination, puisqu'elle produisait de si heureux résultats. Question d'origine à part, il a été facile aux commissaires de démontrer que les crises convulsives avaient un tout autre caractère d'efficacité que celui que leur accordait Mesmer ; ils ont pu constater par des faits, des preuves péremptoires, que, par l'état d'agitation nerveuse répétée dans lequel les crises convulsives plaçaient les malades, elles devaient produire les effets les plus fâcheux sur la santé publique ; ils exposaient avec raison que le propre des phénomènes nerveux est de s'exalter et de s'aggraver beaucoup par leur répétition, et d'arriver à la longue à porter, d'une manière infaillible, une grave atteinte à la santé des malades. Les personnes qui ont étudié les lois de l'économie nerveuse, les magnétiseurs éclairés même sont les premiers à reconnaître aujourd'hui la justesse de cette observation, et il n'est personne qui fût disposé à accepter les conséquences rigoureuses d'un système capable de produire un désordre aussi grave. En restant sur le terrain tracé par les propositions de Mesmer, bien que dures et fort exagérées, il faut cependant admettre que certaines des conclusions données par les commissaires étaient en partie fondées. Mais il y a ce grave reproche à leur adresser, c'est que l'examen dont la confiance du roi les avait chargés était bien loin d'être complet, et que, par un esprit de corps trop regrettable, ils ont négligé de signaler les vérités utiles que le mesmérisme apportait au sein même de ses graves et funestes erreurs. J'accorde volontiers que Mesmer ait fait du magnétisme une application malheureuse et pleine de périls à certains égards ; il eut le tort grave et commun cependant à tant de novateurs, de bâtir un système sur des données puisées chez les anciens auteurs, sans les soumettre préalablement au contrôle des faits et de l'expérience. Mais il y a cette grande justice à lui rendre, et c'est là son honneur, sa véritable gloire, qu'il a donné la vie au magnétisme, en le soumettant au grand jour de la discussion, et qu'il a fait ressortir avec éclat et avec une puissance de talent incontestable des faits utiles, que le monde médical de son temps avait complétement oubliés, et dont celui de nos jours ne se préoccupe parfois que pour les repousser avec une obstination vraiment incroyable.

L'action de l'imagination, des frictions, des attouchements, de l'imitation, celle qu'il est donné à certains individus d'exercer sur un autre individu, action qui constitue à proprement parler le magnétisme, sont des faits vieux comme le monde, ayant précédé de bien loin les admirables aphorismes d'Hippocrate, et qui sont susceptibles de jouer un grand rôle dans l'emploi des moyens propres à soulager l'humanité souffrante. Ce sont ces faits, qui sont le magnétisme lui-même et le côté vraiment sérieux et utile du mesmérisme, que les commissaires ont complétement méconnus et qu'ils auraient dû examiner avec attention et signaler dans leur rapport au roi, s'ils avaient pris à cœur de se montrer rapporteurs véridiques et d'être justes et loyaux envers l'homme dont l'honneur et la destinée leur était confiés. En rejetant nettement les prétentions inadmissibles et exagérées de Mesmer, ils devaient exposer les vérités utiles qu'il avait rappellées, et, en faisant sentir et toucher du doigt les erreurs et les dangers de son système trop exclusif, ils devaient accorder loyalement à ses grands travaux et à son génie la justice qui leur était due.

Mesmer ne fut pas à beaucoup près le charlatan si décrié par les médecins de son temps, ce fut un novateur hardi et perspicace, dont les œuvres et l'influence qu'il a exercé, en dépit des oppositions les plus acharnées, les plus déloyales, ont consacré le génie. Il eut la gloire de soulever un coin du voile dont la nature recouvre toutes les vérités, voile que bien peu ont le grand et magnifique privilége de soulever. Il commit de graves erreurs, s'écrie-t-on, sa doctrine était mensongère. Le magnétisme est resté debout cependant, il a marché, il s'est plusieurs fois transformé, sans doute, mais il vit d'une vie chaque jour plus large, plus étendue, et sa vie, comme science, date de lui. L'objection est après tout singulière, car quel est le novateur qui ne se soit laissé éblouir et trop souvent égarer, hélas! par la lumière nouvelle qu'il a le premier entrevue et cherché à expliquer? Brown, Broussais sont bien certainement les deux plus grandes figures médicales des temps modernes, personne ne songe à le contester : que serait cependant leur gloire, si, pour en mesurer la grandeur, on dressait l'effrayant et lugubre mémoire des funérailles qu'ont produites leurs systèmes? Je connais aujourd'hui grand nombre de gens passant pour sensés et érudits, et qui ne seraient pas éloignés de comparer ces deux grandes lumières de la médecine, au dix-neuvième siècle, à la

lueur éclatante et sinistre de la faux de l'ange exter-
minateur de l'Écriture !

Malgré la condamnation des corps savants, la méthode mesmérienne ne fut nullement abandonnée, elle
reprit même une vigueur nouvelle, puisée dans les
convictions de l'époque et le rapport favorable publié
par de Jussieu, qui avait cru de son devoir et de sa
conscience de ne pas signer le rapport de ses collègues,
et même de le désavouer. Mais, comme tout ce qui
tient aux lettres, aux arts, aux sciences, le mesmérisme disparut un instant dans la tempête révolution-
naire qui bouleversa la France et l'Europe en 1789.
Il reparut sur la scène avec les premiers calmes, et
avec lui les luttes animées qui avaient entouré son
berceau. Toutefois, les faits, l'expérience, l'oubli des
violentes querelles du début avaient modifié ses prétentions les plus tenaces, et les magnétistes intelligents et attentifs avaient cessé de croire à l'efficacité
curative des affreuses crises convulsives qui faisaient
l'étrangeté et le triste abus des séances mesmériques.

Le côté dangereux du système étant abandonné, on
put étudier avec plus de sang-froid et de fruit les heureux effets de l'action magnétique sur un grand nombre de maladies. Cette action, étant exercée dans des
conditions favorables, peut s'appliquer à un grand
nombre de cas et produire les résultats les plus heureux, les effets les plus brillants. Toutes les maladies,
en général, qui tiennent au système nerveux et loco-

moteur éprouvent une action des plus grandes, des plus heureuses, sous l'influence magnétique, dans certains cas même, cette action est décisive ; mais les lésions organiques, les maladies graves, demandent des moyens bien plus variés, et trop souvent, hélas ! incertains et impuissants. Si certaines maladies peuvent être quelquefois guéries par l'action magnétique seule, dans l'immense majorité des cas elle ne peut constituer qu'un moyen de plus propre à soulager et à déterminer une réaction des plus utiles sur l'économie. Cette action magnétique, qui est parfois si salutaire, peut être aussi très-nuisible, quand elle est appliquée dans de mauvaises conditions, et l'exercice de cette action aurait besoin d'être soumis à des règles précises, déterminées, après avoir été l'objet d'un examen complet et approfondi. Il n'est pas douteux, en effet, que dans des cas morbides, bien plus nombreux qu'on n'est, en général, disposé à le penser, l'action de l'homme sur l'homme peut être des plus favorables. Cette action-là est complexe, appelle le plus souvent à son aide les frictions, les attouchements, l'imitation, l'imagination elle-même, qui, convenablement dirigés, sont de puissants moyens de guérison beaucoup trop négligés. Il y a là un fait d'une grande portée physiologique et thérapeutique, dont il serait très-important de déterminer le rôle et la portée dans les diverses classes de maladies.

L'étude d'une branche nouvelle du magnétisme animal, la biologie, ouvre de ce côté une perspective brillante, pleine d'intérêt et d'avenir. Cependant, malgré de bons et consciencieux travaux, il y a encore là de grandes lacunes, nécessité de recherches plus complètes, d'examen plus approfondi. Mon dessein n'est pas d'étudier et de soumettre à une analyse critique complète cette action magnétique si intéressante à tant d'égards, et qui bouleverse si puissamment certaines organisations ; il me suffit de l'avoir suffisamment indiquée et d'en avoir rapidement tracé l'histoire abrégée. Mon étude sera bornée à l'examen du somnambulisme magnétique, qui est le résultat le plus étrange, le plus merveilleux que produit l'action magnétique chez certaines organisations privilégiées.

Il n'est pas sans intérêt de donner un aperçu des faits les plus remarquables, tirés des annales même de la science, qui établissent d'une manière incontestable la certitude des effets variés que développe l'état magnétique, et donnent la preuve irrécusable des facultés merveilleuses qui distinguent l'état de somnambulisme lucide.

Voici de quelle manière s'exprimait déjà le professeur Cloquet, dans un rapport qui fut publié sur les expériences faites à Buzancy par MM. de Puységur :

« M. de Puységur, que je nommerai dorénavant le maître, dit M. Cloquet, choisit entre les malades plusieurs sujets que, par attouchement de ses mains et présentation d'une verge de fer, il fait tomber en crise parfaite. Le complément de cet état est une *apparence* de sommeil, pendant lequel les facultés physiques paraissent suspendues, mais au profit des facultés intellectuelles. On a les yeux fermés, le sens de l'ouïe est nul, il se réveille seulement à la voix du maître. Il faut bien se garder de toucher le malade en crise, on lui causerait des angoisses, des convulsions que le maître seul peut calmer.

« Ces malades en crise, qu'on nomme médecins, ont la faculté, en touchant un malade qui leur est présenté et portant la main même au-dessus des vêtements, de sentir quel est le viscère affecté, la partie souffrante ; ils déclarent et indiquent à peu près les remèdes convenables. Je me suis fait toucher par un de ces médecins, c'est une femme d'à peu près cinquante ans. Je n'avais certainement instruit personne du genre de ma maladie ; après s'être particulièrement arrêtée à la tête, elle m'a dit que j'en souffrais souvent et que j'avais un grand bourdonnement dans les oreilles, ce qui est très-vrai. Un jeune homme, spectateur incrédule de cette expérience, s'y est sou-

pour être convaincu. Une singularité non moins remarquable, c'est que ces médecins qui, pendant qua-

présente pas cependant le caractère de généralité que lui prête le professenr Cloquet ; il est à remarquer, au contraire, que les meilleurs somnambules magnétiques lucides sont ceux chez lesquels la sensibilité est exquise, et présente même un caractère extrêmement exalté.

Le professeur Georget, qui avait mis un grand acharnement à nier l'existence du magnétisme, dans son remarquable et mémorable *Traité sur la folie*, se rétracte noblement avant de mourir, par ces généreuses et belles paroles : « En 1821, dit-il, dans mon ouvrage sur la *Physiologie du système nerveux*, j'ai hautement professé le matérialisme ; l'année précédente, j'avais publié un traité sur la folie, dans lequel sont émis des principes contraires, ou du moins sont exposées des idées en rapport avec les croyances généralement reçues, et à peine avais-je mis au jour la *Physiologie du système nerveux*, que de nouvelles méditations sur un phénomène bien extraordinaire, le somnambulisme, ne me permirent plus de douter de l'existence en nous et hors de nous d'un principe intelligent, tout à fait différent des existences matérielles, ce sera, si l'on veut, l'âme et Dieu. Cette déclaration ne verra le jour que lorsqu'on ne pourra plus douter de ma sincérité et suspecter mes intentions. Si je ne puis la publier moi-même, je prie instamment les personnes qui en prendraient connaissance, à l'ouverture du présent testament, de lui donner toute la publicité possible. »

Le fait suivant présente une observation des plus remarquables, résumant de la manière la plus formelle, la mieux caractérisée, les facultés les plus précieuses, les plus utiles, de l'état magnétique et de celui de somnambulisme lucide. Les témoins de ce fait sont tous vivants ; ils occupent dans le monde médical un rang honorable ; on a interprété de différentes manières leur communication, mais jamais on n'a élevé de doutes sur leur véracité.

« Mme Plantin, âgée d'environ soixante-quatre ans, avait consulté, dans le mois de juin 1828, une somnambule que le docteur Chapelain lui avait procurée ; celle-ci l'avait prévenue qu'une glande se formait sous son sein droit et menaçait de devenir cancéreuse. La malade passa l'été à la campagne, et suivit avec peu d'exactitude le régime qu'on lui avait prescrit. Elle revint à la fin de septembre voir le docteur Chapelain, et lui avoua que la glande avait considérablement augmenté. Il commença à la magnétiser le 23 octobre suivant, et le sommeil se manifesta peu de jours après ; mais le somnambulisme lucide ne fut jamais que très-imparfait. Les soins donnés ralentirent les progrès du mal, sans le guérir. Enfin le sein s'ulcéra, et le docteur jugea qu'il n'y avait d'espoir de salut que dans l'amputation. M. Jules Cloquet, chirurgien d'un rare mérite, fut du même avis ; il restait encore à décider la malade : le docteur Chapelain y parvint, grâce à l'influence magnétique qu'il exerçait sur elle.

Il travailla de toute la puissance de sa volonté à produire l'insensibilité de la partie, et quand il crut y
avoir réussi, il pinça fortement avec les ongles, sans
causer de douleur, le bout du sein dont on devait faire
l'ablation. La malade ignorait le jour de l'opération.
Ce fut le 12 avril 1829. Le docteur Chapelain la fit
entrer dans l'état magnétique ; il magnétisa fortement la partie sur laquelle on allait agir. Il avait
aussi magnétisé l'opérateur et son aide, qui ne dou-
taient pas que Mme Plantin ne s'éveillât au premier
coups de bistouri ; mais leur étonnement fut extrême
quand ils reconnurent la profonde insensibilité. —
Il semblait, m'a dit le docteur Cloquet, que nous
taillions sur un cadavre. »

Je transcris le rapport qui fut fait à l'Académie
royale de médecine, section de chirurgie. (Voyez les
Archives générales de médecine, tome XX, pages 131
et suivantes. Mai 1829.)

« Le jour fixé pour l'opération, M. Cloquet, en ar-
rivant à dix heures et demie, trouva la malade habillée
et assise dans son fauteuil, dans l'attitude d'une personne paisiblement livrée au sommeil naturel. Il y
avait à peu près une heure qu'elle était revenue de la
messe, qu'elle entendait habituellement à la même
heure, et M. Chapelain l'avait mise dans l'état magnétique depuis son retour. La malade parla avec
beaucoup de calme de l'opération qu'elle allait subir.
Tout étant disposé pour l'opération, elle se déshabilla
elle-même et s'assit sur une chaise.

« M. Le docteur Chapelain soutint le bras droit ; le bras gauche fut laissé pendant sur le côté du corps. M. Pailloux, élève interne de l'hôpital Saint-Louis, fut chargé de présenter les instruments et de faire les ligatures.

« Une première incision, partant du creux de l'aisselle, fut dirigée au-dessous de la tumeur, jusqu'à la face interne de la mamelle. La seconde, commencée au même point, cerna la tumeur par en bas, et fut conduite à la rencontre de la première ; les ganglions engorgés furent disséqués avec précaution, à raison de leur voisinage avec l'artère axillaire, et la tumeur fut extirpée. La durée de l'opération a été de dix à douze minutes.

« Pendant tout ce temps, la malade continua à s'entretenir tranquillement avec l'opérateur, et ne donna pas le plus léger signe de sensibilité ; aucun mouvement dans les membres et dans les traits, aucun changement dans la respiration et dans la voix ; aucune émotion, même dans la parole, ne se sont manifestés. La malade n'a pas cessé de présenter cet état d'abandon et d'impassibilité automatique qu'elle offrait à l'arrivée de M. Cloquet. On n'a pas été obligé de la contenir, mais seulement de la soutenir. Une ligature a été pratiquée sur l'artère thoracique latérale, ouverte pendant l'extraction des ganglions ; mais, chose digne d'observation, lorsque le chirurgien a lavé la peau aux environs de la plaie, avec une éponge imbibée d'eau, la malade manifesta des sensations semblables à celles produites par le chatouillement, et dit plusieurs fois, avec hilarité : « Ah ! finissez, ne me chatouillez pas. »

« La plaie étant réunie par des emplâtres agglutinatifs et pansée, la malade fut mise au lit, toujours en état de somnambulisme, dans lequel on l'a laissée quarante-huit heures.

« Mme Plantin mourut quinze ou seize jours après l'opération, par des causes qui lui sont étrangères ; elle fut ouverte, et les circonstances de l'autopsie sont extrêmement curieuses. Cette dame avait une fille mariée à M. Lagandré ; malheureusement elle habitait la province et ne put se rendre à Paris que quelques jours après l'opération. Mme Lagandré entrait en somnambulisme et jouissait d'une lucidité très-remarquable.

« M. Cloquet pria M. Chapelain de mettre Mme Lagandré en état magnétique, et lui fit plusieurs questions sur Mme Plantin. Elle lui répondit comme il suit : — Ma mère est très-affaiblie depuis quelques jours ; elle ne vit plus que par le magnétisme, qui la soutient artificiellement ; il lui manque de la vie. — Croyez-vous qu'on puisse soutenir la vie de votre mère ? — Non, elle s'éteindra demain matin de bonne heure, sans agonie, sans souffrance. — Quelles sont donc les parties malades ? — Le poumon droit est rétréci, retiré sur lui-même ; il est entouré d'une membrane comme de la colle, il nage au milieu de beaucoup d'eau. Mais c'est surtout là, dit la somnambule, en montrant l'angle inférieur de l'omoplate, que ma mère souffre. Le poumon droit ne respire plus, il est mort. Il y a un peu d'eau dans l'enveloppe du cœur (le péricarde). — Comment sont les organes du bas-ventre? — L'estomac et les intestin sont sains, le foie est blanc et décoloré à la surface.

« M. Chapelain magnétisa énergiquement la malade plusieurs fois dans la journée du lundi, et parvint à peine à la faire sommeiller. Quand il revint le mardi, vers les sept heures du matin, elle venait d'expirer. Les deux docteurs désiraient vérifier les déclarations de la somnambule sur l'état intérieur du corps ; ils obtinrent l'agrément de la famille pour en faire l'autopsie. M. Moreau, secrétaire de la section de chirurgie de l'Académie, et M. le docteur Dronsart, furent priés d'en être les témoins, et il fut arrêté qu'elle se ferait le lendemain en leur présence. Il y fut procédé par M. Cloquet et par M. Pailloux, son aide, assistés du docteur Chapelain. Celui-ci endormit Mme Lagandré un peu avant l'heure fixée pour l'autopsie. Je ne décrirai pas une scène de tendresse et de piété filiale, pendant laquelle cette somnambule baigna de larmes le visage inanimé de sa mère.

« Le docteur Chapelain se hâta de la calmer ; les médecins désirèrent entendre de sa bouche même ce qu'elle avait déclaré voir dans l'intérieur du corps de Mme Plantin, et la somnambule répéta d'une voix ferme et sans hésiter ce qu'elle avait déjà annoncé à MM. Cloquet et Chapelain. Ce dernier la conduisit alors dans le salon qui touche à la chambre où l'on allait faire l'ouverture, et dont la porte fut exactement fermée. Mme Lagandré était toujours en somnambulisme, et malgré les barrières qui la séparaient de ces messieurs, elle suivait le bistouri dans la main des opérateurs, et disait aux personnes restées près d'elle : — Pourquoi font-ils l'incision au milieu de la poitrine puisque l'épanchement est à droite ?

« Les indications données par la somnambule furent trouvées exactes, et le procès-verbal d'autopsie fut décrit par le docteur Dronsart, ainsi qu'il suit.

Procès-verbal d'ouverture du corps de Mme Plantin, ce mardi 29 avril 1829.

« *Extérieur.* — Pâleur jaunâtre de tout le corps, maigreur assez prononcée, abdomen volumineux. La plaie est aux trois quarts cicatrisée ; la surface présente des granulations charnues de bonne nature, ses bords sont affaissés et recouverts d'une cicatrice de nouvelle formation.

« *Intérieur.* — A l'ouverture de la poitrine, on trouve la cavité de la plèvre droite remplie d'une sérosité trouble, dont la quantité peut être évaluée à deux pintes environ. Les feuillets pulmonaires et costaux de cette membrane sont couverts d'exsudations couenneuses molles, qui sont plus abondantes à la partie postérieure de la cavité qu'à la partie antérieure. Le poumon est parfaitement revenu sur lui-même ; les incisions qu'on pratique sur le bord postérieur et surtout sur son lobe supérieur font reconnaître l'existence d'une pneumonie et donnent issue à un liquide séro-purulent, blanchâtre dans certains endroits, et grisâtre dans d'autres. Plusieurs points du bord antérieur et du lobe inférieur sont encore perméables à l'air et crépitants. Le péricarde contient trois ou quatre onces de sérosité liquide ; la face postérieure du cœur est légèrement rougeâtre et présente plusieurs petits lambeaux d'exsudation couenneuse. Du reste, cet organe n'offre rien de remarquable sous le rapport du volume.

« Le foie est d'un volume ordinaire ; la face supérieure est recouverte à sa partie moyenne de plaques blanchâtres, qui ne s'étendent pas au delà de la surface de l'organe. La vésicule biliaire est atrophiée et d'une couleur blanchâtre ; elle est remplie de calculs biliaires et ne contient pas de bile.

« Les autres organes n'ont pas été examinés. »

Suivent les signatures. Voir Chardel, *Psychologie physiologique*, Paris 1844, pages 260 et suivantes, 277, 278 et suivantes.

Je pourrais citer un grand nombre d'autorités qui ont signé, après sérieux examen, les procès-verbaux d'expériences concluantes, faites avec tout le soin possible et entourées de toutes les garanties désirables ; mais ce travail serait immense, le temps et la patience me manqueraient pour l'entreprendre.

J'emprunte au remarquable Mémoire que M. Noizet, lieutenant général du génie, a publié, en 1854, sur le somnambulisme et le magnétisme animal, une note sur les tentatives faites pour soumettre à une révision le jugement porté en 1784, sur le magnétisme animal, par les commissaires du gouvernement. Cette note résume d'une manière exacte l'état historique de la question magnétique, depuis cette époque jusqu'à nos jours; elle est rédigée avec une impartialité et un respect scrupuleux des faits, qui m'ont porté à la transcrire en entier. Si tous les auteurs qui ont écrit sur cette délicate et difficile matière avaient mis à la traiter la même convenance, la même dignité de style et de pensée, le somnambulisme et le magnétisme auraient depuis longtemps conquis la place qui leur manque à l'Institut de France.

Malheureusement ce Mémoire n'a été livré qu'à une publicité restreinte, aux amis du général et aux personnes auxquelles il a bien voulu en faire hommage. En remerciant l'honorable général de l'exemplaire de son Mémoire, qu'il m'a fait l'honneur de m'offrir, il me permettra de lui exprimer le désir de le voir un jour livrer son travail à une publicité complète; il porte un intérêt trop vrai à la question du somnambulisme, qu'il a su rattacher d'une manière habile et élevée aux plus hautes questions philosophiques, pour que les véritables amis de cette science ne triomphent pas un jour de ses honorables scrupules. Le succès d'estime qu'il a déjà si justement obtenu est de nature à l'y engager, d'autant mieux que son œuvre a le mérite de l'opportunité, étant, par son caractère philosophique, une réponse péremptoire aux esprits malades qui s'obstinent à rattacher encore l'origine des faits magnétiques au surnaturalisme.

— Le jugement porté en 1784 sur le magnétisme animal par les commissaires du gouvernement, dit M. Noizet, bien que portant un grand coup à la doctrine de Mesmer dans l'opinion publique, fut loin cependant de refroidir le zèle des adeptes ; et quelle que fût la juste réputation de savoir et de probité du célèbre et infortuné Bailly, le rapport qu'il rédigea au nom de la commission souleva alors parmi eux de nombreuses et vives objections, qui depuis ont pris bien plus de force encore.

Sans m'arrêter aux accusations de légèreté, de mauvais vouloir, de mauvaises foi même qui furent alors portées contre les commissaires, et que l'autorité de leur nom ne saurait permettre d'accueillir, je rappellerai que, quoiqu'il s'agît de juger la doctrine de Mesmer, ce n'est pas auprès de lui cependant qu'ils firent leurs observations, mais d'abord chez un de ses disciples, le docteur Deslon, puis chez le docteur Jumelin, procédé dont Mesmer se plaignit avec justice. J'ajouterai que le jugement porta surtout sur la doctrine, mais qu'il fut loin d'infirmer la plupart des faits ; seulement, au lieu de leur attribuer pour cause l'action d'un fluide magnétique universel, il les expliqua par la puissance de l'imagination, par l'imitation, par l'effet des attouchements, ce qui n'empêchait qu'ils ne fussent fort remarquables et qu'ils ne méritassent, sous tous les rapports, d'être étudiés avec le plus grand soin par les physiologistes. Je rappellerai enfin que l'un des commissaires, M. de Jussieu, de la Faculté de médecine, ne crut pas devoir signer le rapport de ses collègues, qu'il ne trouva pas les faits suffisamment étudiés, qu'il en observa de nouveaux de son côté, et qu'il rédigea un rapport séparé dans lequel, sans admettre la théorie de Mesmer, qui ne lui parut pas démontrée, il reconnut la réalité de faits nombreux qui ne lui semblèrent point susceptibles d'être expliqués par les diverses causes que la majorité des commissaires avait admises à l'exclusion de toute autre.

Malgré la protestation de Mesmer, malgré surtout celle de M. de Jussieu, qui devait paraître bien autrement imposante, les corps savants s'emparèrent avec empressement du jugement de la commission, et l'opinion publique le leur attribua même, ce qui était fort éloigné de la vérité; car les commissaires, quoique tirés de l'Académie des sciences et de la Faculté de médecine, ne représentaient point ces corps, auxquels la question ne fut nullement soumise. Ils formaient une commission spéciale, ne pouvant tirer son autorité que d'elle-même, mais dont le gouvernement avait choisi les membres dans les corps savants les plus aptes par la nature de leurs connaissances à lui présenter les garanties dont il devait chercher à s'entourer.

Bien loin que les académies eussent jugé elles-mêmes la doctrine du magnétisme, on peut dire qu'il y avait eu de leur part une espèce de déni de justice.

Car Mesmer s'était vainement adressé directement à elles pour solliciter l'examen de son système, et ce n'est que par suite de leur refus que le gouvernement du roi se décida enfin à la nomination d'une commission spéciale.

Si du temps de Mesmer le jugement de la commission n'entraîna pas toutes les convictions, à plus forte raison dut-il perdre plus tard une grande partie de son autorité. En effet, la doctrine de Mesmer, le seul point sur lequel avait réellement porté le jugement, ne tarda pas à être abandonnée ; mais les faits principaux sur lesquels elle avait été basée demeurèrent. Bien plus, il en apparut de nouveaux par l'étude du somnambulisme, qui éclipsèrent pour ainsi dire les précédents ; enfin la pratique même de Mesmer fit place à une autre beaucoup plus simple, qui fit tomber une partie des objections que la commission avait élevées contre les traitements publics de cet inventeur. En un mot, le magnétisme se transforma, et s'il resta le même dans son essence, il est bien certain que le jugement porté sur lui en 1784 dans le rapport de Bailly cessa bientôt de lui être applicable. Il n'est donc pas étonnant que les partisans du magnétisme, qui de jour en jour devenaient plus nombreux, aient depuis longtemps demandé la révision d'un jugement que dès l'origine même ils n'avaient pu accepter.

Cette demande néanmoins n'était peut-être pas fort raisonnable ; car ils n'ignoraient pas l'extrême prévention que les académies, celle de médecine surtout, avaient contre la doctrine du magnétisme animal, et si dans les tribunaux ordinaires la loi récuse les juges qui peuvent être intéressés dans une cause, quelles que soient d'ailleurs leur probité et l'indépendance connue de leur caractère, combien à plus forte raison est-il imprudent de rechercher des juges notoirement prévenus, en n'ayant pour garanties que leur science et leur bonne foi dans une question de doctrine où des convictions formées à l'avance tiennent nécessairement lieu de ce qu'on nomme la conscience !

Les gouvernements étrangers, ceux du Nord particulièrement, ne sanctionnèrent pas le jugement de la commission française de 1784. On voit en 1815 l'empereur de Russie nommer une commission de médecins, qui déclara que le magnétisme est un agent très-important, qui ne doit être mis en œuvre que par des médecins instruits. Un arrêté du Collége de santé du Danemark, du 21 décembre 1816, et une ordonnance du 14 janvier 1817 statuent de la même manière. Il en est de même d'une ordonnance royale rendue en Prusse le 7 février 1817 [1]. Enfin on a vu par mon mémoire qu'un concours sur le magnétisme animal avait été ouvert devant l'Académie des sciences de Berlin, par un ordre du cabinet de Prusse.

Il est vrai que le concours de Berlin, qui était un véritable appel du jugement de 1784, n'a donné

---

[1] Voir les rapports et discussions de l'Académie royale de médecine sur le magnétisme animal, publiés en 1833 par le docteur Foissac (page 48).

aucun résultat [1] ; mais ce fait confirme seulement l'observation que j'ai consignée plus haut touchant les Académies. L'initiative de ce concours ne serait jamais sortie de l'Académie elle-même; elle n'a publié son programme que comme contrainte. Aussi a-t-elle saisi un prétexte pour se dispenser d'émettre une opinion sur le magnétisme lui-même. L'intention bien évidente du gouvernement prussien était qu'elle se prononçât sur l'existence même de cet agent ; cette intention ressort du premier paragraphe du programme, où il est dit, en parlant des phénomènes du magnétisme animal : « Il est à désirer que ces phénomènes soient présentés dans un rapprochement tel qu'il en résulte un jugement définitif ; » mais elle n'est pas explicitement énoncée, et l'Académie s'en est tenue à la lettre, sans chercher à satisfaire à l'esprit. Le gouvernement prussien lui demandait seulement de décerner un prix au meilleur mémoire, et elle s'est bornée à déclarer qu'aucun des mémoires présentés ne lui paraissait mériter cette récompense.

Quant aux motifs sur lesquels est basé ce jugement, l'article inséré dans les journaux de Berlin en 1823 en fait connaître deux : le premier, que les concurrents n'ont présenté aucun fait nouveau ; le second, qu'ils n'ont point tiré des faits connus des conséquences qui pussent servir à fonder une saine théorie. Le premier motif ne saurait être admis, car le pro-

[1] Voir la note A du Mémoire du général Noizet, année 1854.

gramme ne pose nullement la condition de présenter des faits nouveaux, et s'il parle de faits nouveaux, en effet, il entend évidemment par là l'ensemble des faits attribués au magnétisme animal, qu'il oppose aux faits antérieurement connus et généralement admis dans les sciences naturelles. Pour ce qui est de la seconde condition, elle était bien réellement obligatoire ; mais dans l'absence des mémoires qui ont figuré au concours, il m'est impossible d'apprécier aujourd'hui jusqu'à quel degré elle a pu être remplie. Je dois supposer, d'après la déclaration de l'Académie, qu'aucun de ces mémoires n'était bien satisfaisant sous le rapport théorique. Cependant n'est-il pas permis de croire que d'autres juges eussent pu porter un jugement différent? car avec les idées préconçues de la plupart des membres de l'Académie, était-il possible qu'ils goûtassent des théories en opposition avec leur conviction? Et si, parmi les mémoires qu'ils ont lus, il s'en trouvait un dans cet ordre d'idées, qui ne fût pourtant pas sans mérite, ne devaient-ils pas le condamner avec la même bonne foi que les juges de Galilée ont repoussé une doctrine qui blessait leur conscience et leurs préjugés? On accuse trop facilement les hommes de mauvaise foi. Souvent ils sont injustes, il est vrai, mais c'est le plus ordinairement leur esprit qui les trompe, et leur conscience est parfaitement ignorante de la fausseté de leur jugement. C'est ce qui est généralement arrivé toutes les fois qu'il s'est agi de se prononcer sur le magnétisme animal. Aussi l'expérience que j'ai faite, pendant près de quarante années, de la légèreté du jugement du plus grand nombre, du dédain superbe de quelques-uns, du soupçon même de mauvaise foi de plusieurs, m'a-t-elle rendu fort indulgent pour les opinions que j'entends émettre sur le magnétisme animal. Les faiblesses d'esprit ou de sens que je crois apercevoir chez les autres à cet égard me font facilement supporter l'idée qu'ils m'en attribuent de semblables.

Mais laissons là les étrangers et leurs Académies, pour en revenir à ce qui s'est passé en France, relativement à la question qui nous occupe.

En 1825, un jeune médecin plein de science et de zèle, le docteur Foissac, adressa à MM. les membres de l'Académie des sciences et de l'Académie royale de médecine un mémoire sur le magnétisme animal, dans lequel il démontrait la convenance d'une révision du jugement porté en 1784 sur la doctrine de Mesmer par les commissaires du gouvernement. M. Cuvier, au nom de l'Académie des sciences, lui accusa réception de son envoi ; mais, ne recevant pas de réponse de l'Académie royale de médecine, M. Foissac lui écrivit de nouveau, le 11 octobre 1825, pour lui demander de nommer une commission dans le but de constater la réalité des phénomènes attribués au magnétisme animal, s'offrant de mettre une somnambule à la disposition de cette commission, pour faire les expériences qu'elle jugerait convenables.

La lecture de cette lettre produisit une grande rumeur, et, sur l'observation du président que, l'Académie n'étant pas préparée à la proposition qu'on venait de lui faire, il serait peut-être à propos de nommer seulement d'abord une commission chargée de faire un rapport sur la question de savoir s'il convenait que l'Académie s'occupât du magnétisme animal, cette commission fut immédiatement nommée en effet, et, le 13 décembre 1825, elle fit son rapport à l'Académie par l'organe de M. Husson. Voici quelles en étaient les conclusions :

« 1° Que le jugement porté en 1784 par les commissaires chargés par le roi d'examiner le magnétisme animal ne doit en aucune manière dispenser l'Académie de l'examiner de nouveau, parce que dans les sciences un jugement quelconque n'est point une chose absolue, irrévocable;

« 2° Que les expériences d'après lesquelles ce jugement a été porté paraissent avoir été faites sans ensemble, sans le concours simultané et nécessaire de tous les commissaires, et avec des dispositions morales qui devaient, d'après les principes du fait qu'ils étaient chargés d'examiner, les faire complétement échouer;

« 3° Que le magnétisme jugé ainsi en 1784 diffère entièrement par la théorie, les procédés et les résultats, de celui que des observateurs exacts, probes, attentifs, que des médecins éclairés, laborieux, opiniâtres ont étudié dans ces dernières années;

« 4° Qu'il est de l'honneur de la médecine fran-

çaise de ne pas rester en arrière des médecins alle-
mands dans l'étude des phénomènes que les partisans
éclairés et impartiaux du magnétisme annoncent être
produits par ce nouvel agent;

« 5° Qu'en considérant le magnétisme comme un
remède secret, il est du devoir de l'Académie de l'étudier, de l'expérimenter, afin d'en enlever l'usage et
la pratique aux gens tout à fait étrangers à l'art, qui
abusent de ce moyen et en font un objet de lucre et
de spéculation.

« D'après toutes ces considérations, la commission
est d'avis que la section de médecine de l'Académie
doit accepter la proposition de M. Foissac, et charger
une commission spéciale de s'occuper de l'étude et de
l'examen du magnétisme animal.

« *Signé* ADELON, PARISET, MARC, BURDIN *aîné;*
« HUSSON, *rapporteur.* »

Ce rapport fut suivi de trois séances de discussions
dans lesquelles son esprit, ses détails et ses conclusions furent attaqués avec chaleur et même avec passion, mais dans lesquelles aussi il fut défendu avec
persévérance et talent. Enfin, après une réponse du
docteur Husson à toutes les objections qui avaient été
élevées, on passa au vote par voie de scrutin secret
sur les conclusions du rapport, et le résultat fut, sur
60 votants, de 35 voix pour la proposition de la commission, et de 25 contre. Ces 25 voix doivent repré-
senter exactement le nombre des opposants déter-

minés. Quant à la majorité de 35 voix, elle se composait sans doute, d'une part de tous les partisans du magnétisme, et de l'autre de tous les membres dont l'opinion n'était pas encore arrêtée et qui cherchaient avec conscience les moyens de s'éclairer. Il y avait bien loin d'un tel état de choses à ce qui s'était passé chez la sœur aînée de la même Académie du temps de Mesmer, où il fut décidé que tout médecin qui refuserait de signer que le magnétisme n'était qu'une vaine chimère serait rayé des contrôles de la compagnie. Cette sentence, tant soit peu tyrannique, fut mise à exécution contre le docteur Deslon.

La commission du magnétisme fut nommée dans la séance de l'Académie du 28 février 1826. M. Husson n'en faisait pas d'abord partie; mais, le 13 juin suivant, il fut nommé en remplacement de M. Laënnec, que sa santé força de donner sa démission.

Je ne donnerai pas le détail des nombreuses et consciencieuses expériences entreprises ou suivies par la commission, malgré les entraves qui furent opposées à ses travaux. Il me suffira de dire qu'au mois d'août 1829 seulement elle se trouva en mesure de rédiger un rapport, et qu'elle chargea encore M. Husson de ce soin. Ce ne fut que dans les séances du 21 et du 28 juin 1831 que ce savant rapporteur put donner lecture de son travail à un auditoire nombreux et attentif, attiré par l'intérêt tout particulier du sujet et par la réputation de l'auteur.

Je transcrirai ici, sans les accepter complétement,

les conclusions de ce rapport célèbre, qui, quoi qu'il arrive, fera époque dans l'histoire du magnétisme animal.

« 1. Le contact des pouces ou des mains, les frictions ou certains gestes que l'on fait à peu de distance du corps et appelés *passes*, sont les moyens employés pour se mettre en rapport ou, en d'autres termes, pour transmettre l'action du magnétiseur au magnétisé.

« 2. Les moyens qui sont extérieurs et visibles ne sont pas toujours nécessaires, puisque dans plusieurs occasions la volonté, la fixité du regard ont suffi pour produire les phénomènes magnétiques, même à l'insu des magnétisés.

« 3. Le magnétisme a agi sur des personnes de sexe et d'âge différents.

« 4. Le temps nécessaire pour transmettre et faire éprouver l'action magnétique a varié depuis une demi-heure jusqu'à une minute.

« 5. Le magnétisme n'agit pas, en général, sur les personnes bien portantes.

« 6. Il n'agit pas non plus sur tous les malades.

« 7. Il se déclare quelquefois, pendant qu'on magnétise, des effets insignifiants et fugaces que nous n'attribuons pas au magnétisme seul, tels qu'un peu d'oppression, de chaleur ou de froid, et quelques autres phénomènes nerveux dont on peut se rendre compte sans l'intervention d'un agent particulier, savoir : par l'espérance ou la crainte, la prévention et l'attente d'une chose inconnue et nouvelle, l'ennui qui résulte de la monotonie des gestes, le silence et le repos observés dans les expériences, enfin par l'imagination, qui exerce un si grand empire sur certains esprits et sur certaines organisations.

« 8. Un certain nombre des effets observés nous ont paru dépendre du magnétisme seul et ne se sont pas produits sans lui. Ce sont des phénomènes physiologiques et thérapeutiques bien constatés.

« 9. Les effets réels produits par le magnétisme sont très-variés : il agite les uns, calme les autres ; le plus ordinairement il cause l'accélération momentanée de la respiration et de la circulation, des mouvements convulsifs fibrillaires passagers ressemblant à des secousses électriques, un engourdissement plus ou moins profond, de l'assoupissement, de la somnolence, et, dans un petit nombre de cas, ce que les magnétiseurs appellent *somnambulisme*.

« 10. L'existence d'un caractère unique propre à faire reconnaître dans tous les cas la réalité de l'état de somnambulisme n'a pas été constatée.

« 11. Cependant on peut conclure avec certitude que cet état existe quand il donne lieu au développement des facultés nouvelles qui ont été désignées sous le nom de *clairvoyance*, d'*intuition*, de *prévision intérieure*, ou qu'il produit de grands changements dans l'état physiologique, comme l'insensibilité, un accroissement subit et considérable de forces, et quand cet état ne peut être rapporté à une autre cause.

« 12. Comme parmi les effets attribués au somnambulisme il en est qui peuvent être simulés, le somnambulisme lui-même peut quelquefois être simulé et fournir au charlatanisme des moyens de déception.

« Aussi, dans l'observation de ces phénomènes qui ne se présentent encore que comme des faits isolés qu'on ne peut rattacher à aucune théorie, ce n'est que par l'examen le plus attentif, les précautions les plus sévères et par des épreuves nombreuses et variées qu'on peut échapper à l'illusion.

« 13. Le sommeil provoqué avec plus ou moins de promptitude et établi à un degré plus ou moins profond est un effet réel mais non constant du magnétisme.

« 14. Il nous est démontré qu'il a été provoqué dans des circonstances où les magnétisés n'ont pu voir et ont ignoré les moyens employés pour le déterminer.

« 15. Lorsqu'on a fait tomber une fois une personne dans le sommeil magnétique, on n'a pas toujours besoin de recourir au contact et aux passes pour la magnétiser de nouveau. Le regard du magnétiseur, sa volonté seule, ont sur elle la même influence. Dans ce cas on peut non-seulement agir sur le magnétisé, mais encore le mettre complétement en somnambulisme et l'en faire sortir à son insu, hors de sa vue, à une certaine distance et au travers des portes fermées.

« 16. Il s'opère ordinairement des changements plus ou moins remarquables dans les perceptions et les facultés des individus qui tombent en somnambulisme.

« A. Quelques-uns, au milieu du bruit de conversations confuses, n'entendent que la voix de leur magnétiseur; plusieurs répondent d'une manière précise aux questions que celui-ci ou que les personnes avec lesquelles on les a mis en rapport leur adressent; d'autres entretiennent des conversations avec toutes les personnes qui les entourent; toutefois, il est rare qu'ils entendent ce qui se passe autour d'eux. La plupart du temps ils sont complétement étrangers au bruit extérieur et inopiné fait à leurs oreilles, tel que le retentissement de vases de cuivre vivement frappés près d'eux, la chute d'un meuble, etc.

« B. Les yeux sont fermés, les paupières cèdent difficilement aux efforts qu'on fait avec la main pour les ouvrir ; cette opération, qui n'est pas sans douleur, laisse voir le globe de l'œil convulsé et porté vers le haut et quelquefois vers le bas de l'orbite.

« C. Quelquefois l'odorat est comme anéanti. On peut leur faire respirer l'acide muriatique ou l'ammoniaque, sans qu'ils en soient incommodés, sans même qu'ils s'en doutent. Le contraire a lieu dans certains cas, et ils sont sensibles aux odeurs.

« D. La plupart des somnambules que nous avons vus étaient complétement insensibles. On a pu leur chatouiller les pieds, les narines et l'angle des yeux par l'approche d'une plume, leur pincer la peau de manière à l'ecchymoser, les piquer sous l'ongle avec des épingles enfoncées à l'improviste à une assez grande profondeur, sans qu'ils aient témoigné de la douleur, sans qu'ils s'en soient aperçus. Enfin, on en a vu une qui a été insensible à une des opérations les plus douloureuses de la chirurgie, et dont ni la figure, ni le pouls, ni la respiration, n'ont dénoté la plus légère émotion.

« 17. Le magnétisme a la même intensité, il est aussi promptement ressenti à une distance de six pieds que de six pouces, et les phénomènes qu'il développe sont les mêmes dans les deux cas.

« 18. L'action à distance ne paraît pouvoir s'exercer avec succès que sur des individus qui ont été déjà soumis au magnétisme.

« 19. Nous n'avons pas vu qu'une personne magnétisée pour la première fois tombât en somnambulisme. Ce n'a été quelquefois qu'à la huitième ou dixième séance que le somnambulisme s'est déclaré.

« 20. Nous avons constamment vu le sommeil ordinaire, qui est le repos des organes des sens, des facultés intellectuelles et des mouvements volontaires, précéder et terminer l'état de somnambulisme.

« 21. Pendant qu'ils sont en somnambulisme, les magnétisés que nous avons observés conservent l'exercice des facultés qu'ils ont pendant la veille. Leur mémoire même paraît plus fidèle et plus étendue, puisqu'ils se souviennent de ce qui s'est passé pendant tout le temps et toutes les fois qu'ils ont été en somnambulisme.

« 22. A leur réveil, ils disent avoir oublié totalement toutes les circonstances de l'état de somnambulisme et ne s'en ressouvenir jamais. Nous ne pouvons avoir à cet égard d'autre garantie que leurs déclarations.

« 23. Les forces musculaires des somnambules sont quelquefois engourdies et paralysées. D'autres fois, les mouvements ne sont que gênés, et les somnambules marchent et chancellent à la manière des hommes ivres, et sans éviter, quelquefois aussi en évitant, les obstacles qu'ils rencontrent sur leur passage. Il y a des somnambules qui conservent intact l'exercice de leurs mouvements ; on en voit même qui sont plus forts et plus agiles que dans l'état de veille.

« 24. Nous avons vu deux somnambules distinguer, les yeux fermés, les objets que l'on a placés devant eux ; ils ont désigné, sans les toucher, la couleur et la valeur des cartes ; ils ont lu des mots tracés à la main, ou quelques lignes de livres que l'on a ouverts au hasard. Ce phénomène a eu lieu alors même qu'avec les doigts on fermait exactement l'ouverture des paupières.

« 25. Nous avons rencontré chez deux somnambules la faculté de prévoir des actes de l'organisme plus ou moins éloignés, plus ou moins compliqués. L'un d'eux a annoncé plusieurs jours, plusieurs mois d'avance, le jour, l'heure et la minute de l'invasion et du retour d'accès épileptiques ; l'autre a indiqué l'époque de sa guérison. Leurs prévisions se sont réalisées avec une exactitude remarquable. Elles ne nous ont paru s'appliquer qu'à des actes ou à des lésions de leur organisme.

« 26. Nous n'avons rencontré qu'une seule somnambule qui ait indiqué les symptômes de la maladie de trois personnes avec lesquelles on l'avait mise en rapport. Nous avions cependant fait des recherches sur un assez grand nombre.

« 27. Pour établir avec quelque justesse les rapports du magnétisme avec la thérapeutique, il faudrait en avoir observé les effets sur un grand nombre d'individus, et avoir fait longtemps et tous les jours des expériences sur les mêmes malades. Cela n'ayant pas eu lieu, la commission a dû se borner à dire ce qu'elle a vu dans un trop petit nombre de cas pour oser rien prononcer [1].

« 28. Quelques-uns des malades magnétisés n'ont ressenti aucun bien. D'autres ont éprouvé un soulagement plus ou moins marqué, savoir : l'un, la suspension de douleurs habituelles ; l'autre, le retour des forces ; un troisième, un retard de plusieurs mois dans l'apparition des accès épileptiques ; et un quatrième, la guérison complète d'une paralysie grave et ancienne.

« 29. Considéré comme agent de phénomènes physiologiques, ou comme moyen thérapeutique, le magnétisme devrait trouver sa place dans le cadre des connaissances médicales, et par conséquent les mé-

---

[1] Le Conseil général de l'administration des hospices avait interdit à la commission de faire des expériences sur le magnétisme dans les hôpitaux de Paris.

decins seuls devraient en faire ou en surveiller l'emploi, ainsi que cela se pratique dans les pays du Nord.

« 30. La commission n'a pu vérifier, parce qu'elle n'en a pas eu l'occasion, d'autres facultés que les magnétiseurs avaient annoncé exister chez les somnambules. Mais elle a recueilli et elle communique des faits assez importants pour qu'elle pense que l'Académie devrait encourager les recherches sur le magnétisme, comme une branche très-curieuse de psychologie et d'histoire naturelle.

. . . .

« Ont signé : Bourdois de la Motte, *président ;* Fouquier, Guéneau de Mussy, Guersant, Itard, J.-J. Leroux, Marc, Thillaye, Husson, *rapporteur.*

« *Nota.* MM. Double et Magendie, n'ayant point assisté aux expériences, n'ont pas cru devoir signer le rapport. »

La lecture du rapport de M. Husson ne fut pas écoutée sans quelques murmures, qui furent réprimés cependant par la majorité des membres de l'Académie. Un membre demanda l'impression, un autre s'y opposa en disant que, si la plupart des faits qu'on avait annoncés étaient réels, *ils détruiraient la moitié des connaissances physiologiques.* La discussion sur ce point devenant vive et confuse, on se tira d'embarras par un moyen terme, en décidant que le rapport serait autographié.

Depuis ce jour il fut plusieurs fois question de discuter les conclusions du rapport ; mais les partisans du magnétisme s'y opposèrent, en faisant observer que le travail de la commission reposait tout entier sur des expériences rigoureuses, et qu'on ne pourrait le discuter sans attaquer les lumières ou la moralité des commissaires. Comme les opposants, de leur côté, pouvaient avoir intérêt à laisser dormir la question, ils se contentèrent de cette raison, qui, selon moi, a peu de valeur, et le rapport ne fut suivi d'aucune discussion.

En agissant de cette manière, les partisans du magnétisme crurent pouvoir revendiquer le bénéfice du rapport, mais les opposants interprétèrent aussi à leur avantage le silence de l'Académie, qu'ils n'attribuèrent qu'à la crainte de blesser quelques-uns de ses membres, et il est certain que, relativement à l'Académie, la question du magnétisme resta indécise. Car le rapport d'une commission n'a de valeur absolue qu'autant qu'il a reçu l'approbation de l'assemblée dont émane cette commission. Le rapport de M. Husson est donc loin jusqu'à présent d'avoir l'autorité de celui de Bailly, puisque ce dernier était l'expression de l'opinion d'une commission spéciale, qui ne relevait que d'elle-même, et dont le rapport, par suite, constituait un véritable jugement sur la question qui lui était soumise.

Quoi qu'il en soit, le rapport de M. Husson n'en est pas moins une pièce de la plus haute importance pour l'avenir du magnétisme animal, et qui renverse cette objection si souvent répétée que ce ne sont que des charlatans, des ignorants et des dupes qui peuvent exploiter le magnétisme ou croire à ses merveilles. On peut répondre aujourd'hui plus que jamais que les incrédules sont seulement ceux qui n'ont pas vu et le plus souvent ceux qui ont refusé de voir.

Ce qui montre combien peu l'Académie de médecine se croyait engagée par le rapport de M. Husson, c'est qu'en 1837 un autre jeune docteur, M. Berna, imprudent et enthousiaste comme il est permis et comme il est souvent honorable de l'être dans la jeunesse, s'adressa de nouveau à cette Académie pour lui soumettre deux somnambules, dont l'un présentait à un haut degré le caractère de l'insensibilité, et l'autre celui de la clairvoyance. L'Académie nomma une commission pour l'examen des faits annoncés, dont il fut à l'avance dressé un programme détaillé. Les expériences manquèrent ou furent fort incomplètes ; ce qui n'étonnera aucune des personnes qui se sont occupées avec un peu de suite de semblables expériences, et M. le docteur Dubois (d'Amiens) fit un rapport dans lequel, invoquant le jugement porté par la commission de 1784, sans dire un mot du rapport si récent de M. Husson, il conclut, comme les premiers commissaires, que le fluide magnétique n'existe pas, que le magnétisme animal est nul, et que les moyens employés pour le mettre en action sont dangereux.

Ce rapport ne passa pas sans discussion, comme

celui de la commission précédente, et voici ce qu'en dit M. Husson dans la séance du 22 août 1837 :

« Ce rapport se réduit à des omissions historiques graves, à des réticences nombreuses et certainement blâmables, à des conclusions vicieuses et à une rédaction, amusante peut-être, mais déplacée, au jugement même des amis du rapporteur.

« Dans cette position, messieurs, vous ne pouvez adopter ce travail, parce que vous ne pouvez approuver ni les omissions, ni les infidélités historiques, ni le ridicule versé sur un jeune confrère connu pour un homme studieux et honorable. »

On concevra facilement la vivacité des expressions de M. Husson, devant le peu d'égards que le rapporteur venait de montrer pour les opinions et le caractère d'un confrère aussi honorable que le rapporteur de la commission de 1826.

Si j'ai taxé d'imprudence la conduite de M. Berna, combien à plus forte raison dois-je apprécier de même celle du docteur Pigeaire, qui, jouissant à Montpellier d'une juste considération, est venu la compromettre à Paris en s'exposant aux dédains de l'Académie de médecine, au moment même où le rapport de M. Dubois aurait dû l'instruire de ce qu'il avait à attendre d'hommes aussi fortement prévenus.

Le docteur Burdin aîné, l'un des signataires du rapport de M. Husson, du 13 décembre 1825, sur la question de savoir si l'Académie de médecine devait s'occuper de l'examen du magnétisme animal, avait légué une somme de 3,000 fr. pour être donnée en prix par l'Académie au magnétiseur qui produirait un somnambule capable de lire sans le secours des yeux. Le programme se réduisait à deux conditions essentielles : 1° l'occlusion complète et parfaite des yeux ; 2° la condition expresse que la commission aurait le droit de prendre les précautions qu'elle croirait convenables pour s'assurer contre toute supercherie.

Le docteur Pigeaire, qui ne s'était jamais occupé de magnétisme, découvrit en 1837, dans sa jeune fille, enfant d'une douzaine d'années, les facultés d'une excellente somnambule. Entraîné par sa propre bonne foi, par sa conviction et par l'évidence des faits, il adressa, le 10 octobre 1837, à l'Académie royale de médecine, un mémoire en forme de lettre dans lequel, après avoir rapporté de nombreux faits et avoir particulièrement insisté sur la faculté que possédait son enfant de lire en ayant un bandeau sur les yeux, il faisait la proposition de déléguer à Montpellier MM. les docteurs Dubois (d'Amiens) et Bouillaud, qu'il considérait sans doute comme les plus incrédules, pour venir observer les faits, ou bien de se rendre lui-même à Paris pour les soumettre à l'Académie.

Le docteur Pariset, secrétaire perpétuel de l'Académie de médecine, ayant écrit à M. le professeur Lordat, de la Faculté de Montpellier, de vouloir bien lui transmettre ses observations sur les faits dont il venait d'être donné communication à l'Académie, celui-ci lui envoya la copie des procès-verbaux qu'il avait dressés après chaque expérience relativement à la clairvoyance magnétique observée par lui sur la jeune somnambule.

MM. les docteurs Bousquet et Guéneau de Mussy avaient été chargés de faire un rapport à l'Académie sur les communications de M. Pigeaire ; mais la lecture de ce rapport était à peine commencée, qu'elle fut interrompue par les marques d'impatience des opposants ; on ne permit pas même au rapporteur de donner connaissance du procès-verbal du docteur Lordat, et toutes les pièces furent renvoyées à une commission dite du magnétisme.

Malgré cette première expérience et les sages conseils de ses amis, M. Pigeaire persista dans la résolution de se rendre à Paris, espérant bien tenir tête à l'orage. Il se présenta à quelques-uns de ses confrères, qui le reçurent avec honnêteté, et il se proposa de faire d'abord quelques expériences isolées en présence d'un petit nombre de médecins et de savants connus, avant de soumettre sa somnambule à la commission de l'Académie, afin de convaincre ainsi quelques incrédules et de préparer l'opinion en sa faveur, ce qui assurément était une marche fort sage, dans la circonstance où il se trouvait.

Ces expériences commencèrent le 21 juin 1838 et se continuèrent jusqu'au 3 novembre de la même année. Les procès-verbaux qui accompagnent les sept dernières, dans le récit qu'en fait M. Pigeaire, portent les noms les plus honorables dans la science et la littérature. Toutes ces expériences avaient pour but de constater la faculté de voir sans le secours des yeux dont jouissait la jeune somnambule. Voici comment se faisait l'expérience, dont la réussite est constatée autant qu'un fait peut l'être par des témoignages humains.

L'appareil d'occlusion des yeux se composait d'un premier bandeau de toile, par-dessus lequel on appliquait des tampons de coton dans les orbites ; le tout recouvert d'un triple bandeau de velours noir de la largeur de la main embrassant toute la figure, depuis le front jusqu'un peu au=dessus des cavités nasales. Enfin, pour comble de précaution, une bande de taffetas d'Angleterre attachée à la partie inférieure du bandeau était collée le long des ailes du nez et sur les joues, de manière qu'aucun rayon de lumière ne pût accidentellement s'introduire par la partie inférieure de l'appareil. Cet appareil était appliqué par une des personnes étrangères qui assistaient à l'expérience, et l'on avait toujours soin de le faire essayer à quelques-unes d'entre elles, afin de les bien convaincre qu'il était impossible que la lumière le perçât. Il y avait loin de ces précautions minutieuses à celles dont s'était contentée la commission de 1826, qui s'était bornée à tenir les paupières des somnambules fermées en appuyant simplement les doigts dessus.

La jeune fille étant mise en état de somnambulisme et assise, on approchait d'elle une table sur laquelle

on posait un pupitre, et, sur ce pupitre, on ouvrait
au hasard un livre quelconque apporté par un des assistants ; enfin on posait un verre poli sur les feuilles
ouvertes, afin que le tact des doigts ne pût suppléer
à l'action de la vue pour faire reconnaître les caractères. Le livre étant ainsi placé en face, à hauteur de
la figure, de manière que les rayons lumineux ne pussent frapper le bandeau que dans une direction per-
pendiculaire, la somnambule lisait quelques lignes
en les suivant avec les doigts, qui glissaient sur le
verre. Cette première expérience faite, on jouait avec
elle une partie d'écarté et elle reconnaissait et nom-
mait toutes les cartes sans les toucher, au fur et à
mesure que son adversaire les jetait sur la table.

Mademoiselle Pigeaire, étant habituée à faire l'expérience de la façon qui vient d'être indiquée, le
moindre changement dans les circonstances qui l'accompagnaient ordinairement pouvait suffire pour la
faire manquer, et son père avait même reconnu que la
seule interposition à distance d'un diaphragme opa-
que entre le livre ou la carte et son visage lui enlevait
la faculté de voir, bien qu'elle en jouît malgré l'application immédiate d'un épais bandeau sur les yeux.
Ce sont là de ces bizarreries qui se rencontrent fréquemment dans le somnambulisme et qu'on avait déjà
observées dans ce somnambule naturel qui, pour écrire
pendant la nuit, les yeux fermés, plaçait une chan-
delle allumée sur sa table, et qui cessait de voir lorsqu'on la lui éteignait, bien que la chambre fût par-

faitement éclairée par les lumières que portaient les curieux.

Pendant que ces expériences partielles suivaient leur cours, voici ce qui se passait à la commission du magnétisme, composée de sept membres et présidée par le docteur Double, qui, membre déjà de la commission de 1826, n'avait point assisté aux expériences faites à cette époque, et par suite avait refusé de signer le rapport auquel elles avaient donné lieu.

Le 26 juin 1838, M. Pigeaire avait écrit à la commission pour lui faire connaître son arrivée à Paris, avec l'intention de soumettre sa propre fille, âgée de douze ans, à l'épreuve proposée par le docteur Burdin. Il lui donnait la description de l'appareil d'occlusion des yeux dont il avait l'intention de faire usage, et présentait une espèce de programme des expériences à faire, d'après lequel la commission devait se diviser en deux sections, assistant séparément à une épreuve.

Le 30 juin, il lui fut répondu que la commission ne pouvait consentir à être scindée, et que c'était à elle seule qu'il appartenait de déterminer la forme du masque à employer dans les expériences.

Le 2 juillet, nouvelle lettre de M. Pigeaire, dans laquelle il insiste sur la convenance de ne point rejeter le bandeau qu'il propose avant de l'avoir examiné, la seule condition posée par le docteur Burdin étant que les précautions nécessaires seraient prises pour que la lumière ne pût pénétrer dans les organes de la vision.

Enfin, le 6 juillet, M. Pigeaire reçut pour toute

réponse l'invitation de se rendre le lendemain à l'A-
cadémie, auprès de la commission. Il s'y rendit seul,
et le premier objet qui le frappa en entrant dans la
salle où étaient réunis les commissaires fut une espèce
de masque en satin noir qui devait embrasser toute la
figure de la somnambule, sans y être appliqué. Le président lui déclara que la commission avait résolu d'employer cet appareil pour l'expérience qu'il avait proposée, son devoir étant de prendre toutes les précautions qu'elle pourrait juger nécessaires pour n'être
pas trompée. Là-dessus protestation de M. Pigeaire,
qui, après une discussion dans laquelle son amour-
propre eut lieu d'être blessé, se retira en disant qu'un
chimiste ou un physicien, avant de faire une expérience, ne permettrait pas de remplacer ses instruments ou même de les disposer comme on l'entendrait;
qu'il présentait un appareil qu'on trouvait défectueux,
mais que la commission ne l'avait ni vu ni essayé, et
ne lui disait pas en quoi il pouvait pécher; que rien
ne ressemble plus à une lame de verre qu'une autre
lame de verre, et que cependant il avait apporté à
Paris celle qui depuis longtemps est employée à l'expérience. Il ajouta : « Vous voulez juger un phénomène dont vous n'avez aucune idée. Il me semble
qu'il serait digne de votre observation. Vous n'étiez
pas forcés de l'admettre sans preuve bien positive.
Vous refusez de le voir tel qu'il se présente; je me
retire. »

Le président lui répondit que la commission allait

délibérer, et qu'on lui ferait connaître la décision qui serait prise.

Le 24 juillet suivant, sans avoir assisté à d'autre conférence que celle dont il vient d'être fait mention, la commission fit son rapport à l'Académie. Il y est dit d'abord que la commission a trouvé que le mode d'expérimentation proposé n'offrait pas toutes les garanties requises ; car, avec un bandeau aussi étroit que celui qu'on voulait employer, rien n'empêcherait quelque rayon lumineux de passer par son bord infé-rieur.

ce que l'on présume, à l'aide des faibles rayons qui pénétraient par le bord inférieur du bandeau, et après une heure et demie de contorsions de la figure et du corps capables de déplacer plus ou moins le bandeau [1]. »

On ne doit pas oublier que la commission n'a pas vu *fonctionner* la somnambule, en sorte que ce ne peut être que sur des rapports plus ou moins exacts, et qui ne concordent nullement avec les procès-verbaux signés par des témoins oculaires, que le rapporteur a fait la description qu'il donne d'une séance de lecture. Encore est-il obligé de convenir que la somnambule a lu. Que ce soit après une heure et demie ou après cinq minutes, le fait n'en reste pas moins acquis. Quant aux contorsions qui ont *pu déplacer le bandeau*, il n'était pas difficile de constater leur existence d'abord, puis leur effet, si elles avaient eu lieu, et c'est ce qui n'a point été fait, ni par la commission, qui n'a rien vu, ni par les procès-verbaux des séances tenues chez M. Pigeaire.

Certainement la commission agissait selon son droit strict, lorsqu'elle déclarait que M. Pigeaire n'ayant pas voulu souscrire à des conditions qu'elle trouvait nécessaires pour se garantir contre toute surprise, elle ne jugeait pas qu'il y eût lieu de lui décerner le prix proposé ; mais n'était-il pas de son devoir d'assister à une expérience avant d'en écrire le résultat dans son rapport ?

[1] Voir le rapport inséré dans la *Gazette médicale* du 28 juillet 1838.

Pour moi, il est aussi rigoureusement démontré qu'il peut l'être, non-seulement par les procès-verbaux que cite M. Pigeaire dans la brochure publiée en 1839 sous le titre de *Puissance de l'électricité animale*, mais encore par le rapport même de la commission du magnétisme de l'Académie royale de médecine, que la jeune somnambule jouissait de la faculté de lire malgré l'occlusion complète de l'appareil de la vision. Cependant l'Académie, après une vive discussion, adopta les conclusions de la commission, et prouva une fois de plus que, si elle était un tribunal compétent, elle n'était pas du moins dans les conditions d'indépendance d'esprit nécessaires pour juger avec impartialité une question du genre de celle qui venait de lui être soumise.

Quel que soit au reste le peu de succès des tentatives faites jusqu'à ce jour auprès de l'Académie royale de médecine par les partisans du magnétisme animal, la question néanmoins marche et fait des progrès ; car ce sont des médecins qui viennent ainsi soulever des orages dans le sein de cette Académie ; et s'ils y trouvent des adversaires passionnés, ils rencontrent aussi des défenseurs éloquents, persuadés de la réalité des faits qu'ils s'efforcent de faire entrer dans le domaine de la science, ou jaloux du moins de les étudier avec impartialité. Qui d'ailleurs eût jamais pensé, du temps de Mesmer, que l'Académie de médecine pût accepter la mission de décerner un prix pour des expériences sur le magnétisme ?

J'ai dit et je répète qu'il n'est guère possible que ce soit par l'Académie de médecine ni même par l'Académie des sciences, quoiqu'elle ait moins de motifs de préventions, que le magnétisme triomphe. Mais voilà qu'une autre Académie tout aussi savante, mais moins positive et plus nuageuse, celle des sciences morales et politiques, section de philosophie, prend l'initiative d'un concours sur le magnétisme, en proposant pour l'année 1855, sur la question *Du sommeil au point de vue psychologique*, le programme suivant :

« Quelles sont les facultés de l'âme qui subsistent ou sont suspendues ou considérablement modifiées dans le sommeil ?

« Quelle différence essentielle y a-t-il entre rêver et penser ?

« Les concurrents comprendront dans leurs recherches le somnambulisme et ses différentes espèces.

« Dans le somnambulisme naturel, y a-t-il conscience et identité personnelle ?

« Le somnambulisme artificiel est-il un fait ? Si c'est un fait, l'étudier et le décrire dans ses phénomènes les moins contestables, reconnaître celles de nos facultés qui y sont engagées, et essayer de donner de cet état de l'âme une théorie selon les règles d'une saine méthode philosophique.

« .... Les mémoires devront être déposés au secrétariat de l'Institut le 31 décembre 1855, terme de rigueur. »

Certes, mon mémoire répond à l'avance, si ce n'est

bien exactement, du moins en grande partie, aux termes de ce programme. Aussi, si j'avais trente ans de moins, n'hésiterais-je pas à l'adresser à la docte Académie, quoiqu'il soit l'œuvre d'un homme qui n'a jamais ouvert un livre de philosophie, et qui n'est pas plus savant en physiologie, bien qu'il se hasarde à traiter les questions les plus ardues de ces deux sciences plus ou moins occultes.

Mais, repoussé déjà une fois par l'Académie de Berlin, ni mon âge ni ma position ne me permettent d'entrer en lice aujourd'hui avec de jeunes concurrents. Je me borne à donner à mes idées une demi-publicité, sans les soumettre à un tribunal chargé de prononcer d'une manière absolue sur leur valeur. Néanmoins, je prierai l'Académie d'accepter l'hommage d'un exemplaire de mon écrit, afin que si elle y trouve quelques vues utiles au moment où elle doit juger des ouvrages de même nature, ces idées ne soient pas entièrement perdues pour la science.

Peut-être l'Académie des sciences morales et politiques rencontrera-t-elle quelque mémoire digne d'être couronné, et son jugement pourra être un triomphe pour les partisans du magnétisme. Mais comme elle n'aura dû envisager la question que sous le point de vue psychologique, il est peu probable que son opinion modifie celle de l'Académie de médecine, qui sera vraisemblablement la dernière à céder à l'entraînement lorsqu'il deviendra de plus en plus général. Cependant, sans vouloir exagérer l'influence du magnétisme sur la thérapeutique, il est bien évident que c'est la médecine qui est appelée à tirer le plus grand parti du nouvel agent annoncé, quel qu'il puisse être, et que son intérêt bien entendu serait de s'en emparer exclusivement, en faisant interdire de fait, comme cela est déjà de droit, l'application du magnétisme au traitement des maladies à toutes les personnes étrangères à l'art médical. Mais tant que le magnétisme ne sera pas légalement reconnu, les poursuites dont il est l'objet seront considérées comme une persécution plutôt que comme une mesure d'ordre nécessaire, et elles créeront plus de zélateurs que de victimes. L'outrecuidance d'ailleurs des tribunaux sur des questions qui, la plupart du temps, ne sont pas de leur compétence, peut devenir un sujet de scandale qu'il serait dans l'intérêt de l'administration d'éviter.

Cet exposé, si clair, si lucide, nous montre quelles tempêtes, quelles passions soulève cette grave question du somnambulisme magnétique. Au milieu de tous ces faits annoncés par les défenseurs du somnambulisme, et si vivement contestés par ses détracteurs, on ne voit se dégager nettement aucun principe auquel on puisse les rattacher par une certitude philosophique bien définie. Tous les auteurs qui ont traité la matière comparent le somnambulisme à un sommeil spécial, quelques-uns vont même à n'y voir aucune différence avec le sommeil ordinaire, et ils se sont laissé égarer par cette fausse analogie. De cette

erreur fondamentale découlent de fâcheuses conséquences, dont la principale a été d'entraver l'essor du
magnétisme et du somnambulisme, en donnant carrière aux divagations et aux folies dont ils ont été le
prétexte ou l'occasion.

Le but de ce travail est de trancher cette question
de principe, devenue aujourd'hui une nécessité absolue. Il est temps, enfin, de donner un corps, un
être de raison à tous ces mille faits qui se heurtent,
s'entrechoquent de tous côtés, et servent de triste pâ-
ture, d'aliment malsain aux folies démoniaques qu'on
cherche à ramener, aux divagations insoutenables des
esprits frappeurs qui courent encore le monde, l'Amérique en particulier. Il faut une boussole au milieu
de cette mer orageuse, pour diriger les esprits sérieux,
leur donner un point d'appui et un but à atteindre.
Un monde mal connu, mal exploré, renferme toujours
de redoutables dangers, mais avec un bon guide, une
prudence attentive et froide, on ne tarde pas à découvrir ses éléments utiles et les nouvelles richesses qu'il
doit apporter au domaine des sciences.

C'est sans doute une vie nouvelle et une étrange
vie que celle qui nous est offerte par le somnambulisme lucide ; l'âme y présente des phénomènes qui
confondent notre raison, car ils sont sans analogues
dans la vie normale ; ses manifestations semblent assu-
jetties à des lois différentes de celles de l'intelligence,
mais si on ne peut les considérer comme normales,
elles sont cependant naturelles, elles sont humaines.

Cette forme de l'existence, dont le couronnement magnifique est la lucidité, ne peut être considérée que comme une extension spéciale de l'âme humaine, qui ouvre des perspectives nouvelles et brillantes dans le domaine de la philosophie et des sciences. Mais cette lucidité, cette extension particulière de l'intelligence, propre à une modalité spéciale de l'existence, est un pur don de la divinité, c'est une faculté. Pour s'exercer, cette faculté a besoin de développer, d'exagérer même toutes les fonctions cérébrales, et donne lieu, par conséquent, à un état de l'âme bien au-dessus de celui de la veille. Ce n'est donc pas une forme du sommeil. Il est vraiment singulier que les auteurs se soient laissé aveugler par l'apparence que présente le somnambule magnétique, et aient vu un sommeil dans un état qui présente un développement de facultés nouvelles.

La vérité de ces considérations apparaîtra d'une manière plus claire, plus certaine, lorsque j'aurai examiné, en les comparant, l'état de sommeil et celui de somnambulisme.

DEUXIÈME PARTIE.

CHAPITRE I.

CARACTÈRES DU SOMNAMBULISME MAGNÉTIQUE. DIRECTION
DES SOMNAMBULES. DE LA LUCIDITÉ.

Le somnambulisme magnétique, singulier et étonnant phénomène qui doit sa résurrection et sa vie actuelle aux procédés mesmériques, avait été entrevu et même indiqué par l'immortel Mesmer, qui eut l'occasion d'en observer quelques cas, mais ne lui donna pas une attention assez grande pour en prévoir toute l'importance, C'est aux expériences admirables, au dévouement chaleureux et désintéressé de MM. de Puységur, Tardy de Montravel, Deleuze, qu'on doit les premiers faits bien observés sur cet état à part du système nerveux, dont les conséquences, au point de ue de la psychologie, de la physiologie et de la thé-apeutique, peuvent être d'une incalculable portée. 'est surtout un précieux et puissant moyen de plus, ntre les mains du médecin intelligent et vraiment ésireux d'élargir le cercle si restreint de nos moyens e guérir, et d'ajouter de nouveaux remèdes, de nouvelles indications à notre thérapeutique, si souvent infidèle et impuissante. C'est une branche nouvelle de l'art de guérir et de la philosophie, qui ne demande qu'à être greffée au grand arbre de la science, pour lui faire porter des fruits encore inconnus, en lui infusant une séve spéciale, qui en modifiera et agrandira la vie.

On pourra apprécier l'extrême importance du somnambulisme magnétique, dans toutes les recherches qui tiennent de près à l'étude du système nerveux ; il est, dans ces cas-là surtout, un flambeau d'autant plus précieux, que jusqu'ici cet important système de l'économie a échappé, par sa nature si délicate et si mobile, aux investigations les plus laborieuses, les plus savantes. Dans les mains d'un observateur attentif et impartial, cet état de l'âme, dirigé avec une sage et prudente réserve, pourra dévoiler les phénomènes les plus instructifs, les plus inattendus, et être l'occasion des découvertes les plus brillantes.

Le fait du magnétisme dans toute sa simplicité primitive, dans toute sa nudité, est caractérisé par l'influence spéciale qu'un individu peut exercer sur un autre individu. Un agent particulier est l'intermédiaire naturel de cette influence ; cet agent est un fluide, un fluide humain ou émanation propre et spéciale du sang ayant lieu à travers le réseau entier de l'économie nerveuse, qui, par un acte propre de la volonté, se porte sur le sujet prédisposé à en subir l'imprégnation. Suivant les aptitudes de l'organisation du sujet qui fait l'objet de l'expérience, les effets les plus étranges, les plus variés sont produits. L'état de somnambulisme magnétique ne se développe que chez les sujets qui présentent un état à part du cerveau et du système nerveux.

Quand, par exemple, quelqu'un soumet à l'action magnétique une personne douée d'une organisation somnambulique prédisposée à subir son influence, le regard animé d'une volonté forte, énergique, il se produit, par la stimulation que donne cette volonté puissante, nettement et vigoureusement formulée, une émanation spéciale du sang qui est respirée par le somnambule, transmise à son cerveau, où elle provoque l'éveil de facultés particulières et sans analogues dans la vie normale. Il résulte d'abord de cette véritable absorption humaine par les centres nerveux, un abattement court, presque instantané de tout l'organisme, qui fait bientôt place aux manifestations de cette étrange modalité de l'existence que je me propose d'examiner avec attention. L'influence magnétique est l'action la plus puissante qu'il soit possible d'exercer sur le système nerveux, et c'est à coup sûr celle qui est susceptible de développer la plus grande variété d'effets; cette variété tient à la différence du fluide propre à chacun, et il est exact de dire qu'il y a autant de fluides que d'individus; cela se comprend aisément: le fluide, en effet, étant une émanation propre du sang, ayant lieu à travers le réseau nerveux de l'économie entière, doit varier avec

la nature du sang et des divers systèmes nerveux, qui
éprouve elle-même des variations sans fin soumises
aux mille changements que lui font éprouver les maladies et les passions. On a la preuve de ce fait en
observant la variété d'effets que déterminent plusieurs
magnétiseurs agissant sur un même somnambule.
La lucidité n'étant pas sensiblement altérée, un œil
exercé apercevra aisément des différences assez notables, soit dans l'étendue de la lucidité, soit dans la
différence des effets physiologiques qui seront pro-
voqués.

Il devient ainsi facile de concevoir que la quantité
de fluide propre à chacun devra varier comme la
qualité, non-seulement d'après les aptitudes spéciales
de chaque personne, mais encore d'après leur état
de santé ou de maladie, et de plus selon la disposition de leur système nerveux, assujetti à être plus ou
moins ébranlé par les passions et les mouvements violents et imprévus de l'âme. La qualité du fluide déter-
minera, chez le même sujet magnétisé, la nature des
effets produits, la quantité en marquera l'étendue et
le degré. Les personnes qui subissent l'influence de
l'imprégnation magnétique apprécient très-bien ces
différences, par la manière dont elles en sont affectées.
Chaque organe important de l'économie éprouve un
effet distinct. Si c'est le cœur qui est affecté, il y aura
des nausées, un malaise indéfinissable, une anxiété
très-vive, parfois de l'oppression; si ce sont les poumons, les bronches ou le larynx qui subissent cette

influence, il y aura une dyspnée plus ou moins forte, une toux violente ayant lieu par quintes, accompagnées d'un sentiment d'inquiétude très-vive ; quand cette action est portée à l'estomac ou aux intestins, on voit se développer des nausées, des vomissements plus ou moins fréquents, ou une véritable purgation accompagnée de coliques, de tranchées plus ou moins pénibles. Si cette action est dirigée vers l'épine dorsale, on verra apparaître des convulsions, ou un état de contraction spasmodique ; si c'est vers le cerveau, il se produira un état d'abattement, de prostration qui pourra aller jusqu'au coma profond, ou bien surgira un délire variable. Ces effets, convenablement dirigés, peuvent servir de moyens curatifs, et avoir une véritable utilité dans un grand nombre de circonstances ; les moyens propres à produire ces effets curatifs, suivant les indications données, sont l'objet des études des magnétiseurs de profession, études qui devraient être faites par les médecins, seuls aptes à juger des indications que présentent les diverses classes de maladies.

Je citerai deux exemples curieux qui me sont personnels et qui pourront donner une idée de la mesure exacte, du degré d'attention constante qu'on doit toujours porter au magnétisé, et de l'influence que peut avoir la disposition morale dans laquelle se trouve le magnétisant ; j'étais encore tout novice dans l'étude des faits magnétiques, le hasard seul m'avait amené à m'en occuper, sans y attacher d'abord d'autre prix que le sentiment naturel d'une curiosité assez vivement éveillée.

J'avais déjà magnétisé avec succès, à plusieurs reprises, Mlle de F... qui, à la première magnétisation, m'avait donné la preuve d'une lucidité extrêmement remarquable. L'ayant un jour magnétisée après lui avoir adressé trois ou quatre questions qui restèrent sans réponse, je la vis prise d'un accès de suffocation imminente, et me montrer sa gorge par un signe rapide des plus expressifs, et peignant un véritable état de détresse et d'angoisse inexprimable. Surpris et ému au delà de toute expression, je ne compris pas au premier abord ce que voulait la somnambule, lorsque, heureusement pour elle et pour moi, elle se lève tout à coup, court à la fenêtre, l'ouvre précipitamment, et appuie ses mains sur la balustrade de la fenêtre donnant sur un jardin, dans l'attitude d'une personne qui a un besoin pressant de respirer un air frais. Un peu calmée par l'action bienfaisante de l'air du dehors, elle me répéta le premier signe de détresse qui m'avait mis hors de moi et fait perdre mon sang-froid, et me pria d'une voix à peine intelligible de démagnétiser vivement la gorge. J'obéis à l'invitation que je venais heureusement de comprendre, et à mesure que j'opérais, l'oppression violente, déjà un peu calmée, diminuait progressivement, et la voix revint bientôt à son timbre normal.

La somnambule, étant complétement remise de la secousse violente qu'elle venait d'éprouver, m'expliqua l'accident dont elle était encore toute émue, en me disant que, pendant la magnétisation, j'avais arrêté trop longtemps mon regard et ma pensée sur le larynx, ce qui était vrai, et que par là, cette partie s'étant trouvée chargée outre mesure, le sang s'y était trop violemment porté, et avait déterminé un accès de suffocation; elle ajouta que si elle n'avait pas eu la présence d'esprit ou la force d'aller à la fenêtre et de l'ouvrir, elle aurait pu périr dans cet accès; elle me fit là-dessus de très-vifs reproches, et je n'eus pas de peine à lui assurer et à lui promettre que je mettrais dorénavant toute mon attention à ne plus m'exposer à produire un semblable résultat. Au sortir de l'état magnétique, elle conserva un peu d'agitation nerveuse, qui disparut après une course en voiture.

Dans une autre circonstance, ayant eu une discussion assez vive à propos de la réalité des facultés que développe l'état de somnambulisme magnétique, je proposai à mon interlocuteur de vouloir bien m'accompagner, et que je m'engageais à lui prouver mes dires d'une manière incontestable. Il accepta, et arrivé chez le marquis de B..., qui voulut bien se laisser magnétiser, encore tout ému de la colère concentrée que m'avait laissé le dépit de n'avoir pu vaincre l'incrédulité de mon personnage, je magnétisai le somnambule avec une telle force de volonté, que je produisis chez lui un état de prostration et d'insensibilité complète. Surpris et effrayé en même temps d'un semblable résultat, que je n'avais jamais constaté chez lui, je n'eus plus d'autre pensée que de le retirer le plus promptement possible de l'état où je l'avais plongé d'une manière aussi malencontreuse ; j'y parvins avec beaucoup d'efforts, mais avant de sortir de cet état de prostration qui m'avait très-alarmé et vivement surpris, il fut pris d'un tremblement nerveux violent que je calmai heureusement par une volonté énergique, mais d'une manière incomplète ; car l'état magnétique ayant cessé, M. de B... était encore sous l'influence de ce léger tremblement nerveux, ce qui le surprit beaucoup ; il me demanda d'essayer à le calmer par une action magnétique nouvelle, les calmants ordinaires n'ayant pu remplir cet objet.

Quoique j'eusse conservé un reste d'émotion de ce qui s'était passé, je m'étais trop bien rendu compte, à plusieurs reprises, de la puissance que m'avait toujours donnée une volonté forte, bien arrêtée, *convenablement dirigée surtout*, pour ne pas me rendre au désir de M. de B... A ma grande satisfaction, l'état magnétique fut bientôt complet, et la lucidité reparut avec ses admirables manifestations habituelles. Je demandai alors au somnambule s'il pouvait m'expliquer l'état dans lequel il s'était précédemment trouvé ; il me répondit que c'était moi qui en était la cause, et qu'en magnétisant son cerveau avec une volonté trop fortement excitée par l'état moral où je me trouvais, j'avais déterminé une véritable congestion momentanée ; il ajouta qu'il était bien heureux pour lui que je me fusse aperçu assez tôt de son état pour le faire promptement cesser, car sans cela il aurait pu avoir des crises convulsives qu'il n'eût pas été facile d'arrêter. Il donna ensuite à mon antagoniste de telles preuves de lucidité que celui-ci se déclara, avec une parfaite loyauté, pleinement convaincu de l'existence des facultés nouvelles dont je lui avais certifié la véracité. Il m'avoua, en même temps, que la première magnétisation l'avait extrêmement frappé, et qu'un pareil empire d'une volonté sur le moral et la pensée d'un autre individu lui paraissait constituer un fait bien étrange, incompréhensible pour le moment, de nature à appeler l'attention de tous les esprits sérieux, et à ouvrir des perspectives bien larges dans le domaine de la pensée, en reculant les limites du possible.

Quand la qualité du fluide humain est bonne, qu'il est donné en quantité ou à doses convenables, réglées par la volonté, et surtout qu'il est sympathique au magnétisé, l'effet produit sera cet état particulier décrit plus haut, qui s'accompagne habituellement d'un état physique et moral qui n'est pas sans charme pour le somnambule, et donne lieu, chez lui, au développement des facultés nouvelles qui constituent la lucidité, avec ses spécialités très-diverses et souvent fort singulières.

Cette lucidité est le fait le plus important, comme ce qu'il y a de plus élevé et de plus vrai dans le magnétisme. Il est bien essentiel d'avoir toujours présent à la mémoire que la direction de cette lucidité demande de très-grands ménagements, une main délicate, exercée, et des soins très-attentifs, dont la nature sera indiquée au magnétisant par la disposition cérébrale du somnambule. Il est nécessaire, autant que possible, que l'action magnétique soit toujours exercée par la même personne; c'est aujourd'hui un fait connu à Paris qu'un somnambule qui a été magnétisé par un grand nombre de personnes n'est plus bon à rien, et divague au bout d'un temps plus ou moins long.

Pour que la lucidité ne coure pas le risque d'être altérée et puisse se soutenir, il est nécessaire qu'elle s'obtienne sans trop d'efforts, et surtout qu'il existe une grande sympathie entre les systèmes nerveux du magnétisé et du magnétisant. Le nombre des personnes qui ont du fluide magnétique et qui sont susceptibles de produire ou de subir l'influence magnétique est assez restreint; c'est une erreur, trop accréditée chez les magnétiseurs de profession, de penser que tout le monde, à des degrés variables, est susceptible d'éprouver cette influence. Un fluide nul ou trop faible ne produit absolument rien; un fluide trop fort, au contraire, non-seulement peut produire des convulsions ou un état congestionnel du cerveau et des principaux organes qui peut être fort dangereux, mais encore empêcher la lucidité de se développer, même chez un excellent somnambule. Les personnes susceptibles de lucidité dans l'état magnétique sont fort rares, et dans leur petit nombre il y a un choix à faire parmi celles dont la lucidité est susceptible d'applications vraiment utiles. Les somnambules dont les facultés peuvent s'appliquer à l'étude des maladies, et rendre par là d'éclatants services, sont malheureusement une exception.

Pour être apte à subir l'influence ou l'imprégnation magnétique, et surtout pour être lucide dans cet état, il faut être doué d'une intelligence élevée, d'une sensibilité et d'une délicatesse spéciales du système nerveux, d'organes des sens d'une finesse de perception exquise, d'une imagination facilement et fortement impressionnable, d'une disposition cérébrale toute spéciale et d'une quantité variable de fluide magnétique de bonne nature.

Il y a un état de l'économie assez rare, qui résume toutes ces aptitudes au suprême degré, état qui repose sur une disposition des nerfs et du cerveau toute particulière et propre seulement à quelques organisations, c'est celui de somnambulisme naturel ou essentiel. On naît avec les dispositions au somnambulisme, on peut même naître somnambule; mais, dans ce dernier cas, cet état n'acquiert un degré de développement bien marqué qu'après la puberté. Il est de remarque qu'une fièvre grave, une couche malheureuse, en modifiant profondément l'organisme, peuvent faire naître ce singulier état, il est plus ordinaire qu'elles le fassent disparaître.

Il n'existe malheureusement pas de signe physique apparent qui puisse faire reconnaître, dans la veille normale, l'état de somnambulisme; on ne peut en constater l'existence que pendant le sommeil, ou par la magnétisation. Quand une personne livrée au plus profond sommeil s'agite, parle, puis bientôt se lève tout à coup, marche et exécute, aussi parfaitement que dans l'état de veille, une action physique ou un travail intellectuel quelconque, elle nous présente, dans l'exercice de pareils actes, le développement d'un état étrange, fort singulier, que personne ne conteste, et qui constitue le somnambulisme naturel ou essentiel.

La cause du somnambulisme naturel paraît tenir à un dégagement d'excès de fluide et au besoin qu'éprouve l'économie d'exercer des facultés qui ne trouvent pas le moyen ou l'occasion de se développer à l'état normal. Ce qui le prouverait, c'est que le somnambulisme naturel, le somnambulisme spontané, qui se développent, le premier pendant le sommeil, le second dans l'état de veille, sont calmés tous deux par l'action magnétique, qui a encore le mérite de provoquer l'exercice des facultés nouvelles qui constituent la lucidité, en imprimant à ces facultés la direction que veut leur donner le magnétisant. Le somnambule naturel, comme le somnambule spontané, livré à lui-même, libre d'action magnétique étrangère, se trouve complétement isolé du monde et des choses qui l'entourent, et reste soumis à la puissance inconnue, à la force aussi étonnante que singulière, qui le fait agir et penser comme un étrange et véritable monomane. La volonté se trouve suspendue dans cet état de l'âme, et ce qui le distingue d'une manière très-remarquable de l'état de somnambulisme artificiel ou magnétique, c'est que, dans ce dernier, la volonté et les actes même de la pensée du somnambule sont sous la direction du magnétisant, qui peut ainsi tourner les merveilleuses facultés que développe l'état somnambulique vers un but utile déterminé ; ce rôle du magnétisant, quoique limité, n'en est pas moins des plus remarquables, et sert heureusement, en évitant les aberrations des sens et du cerveau propres au somnambule naturel et au somnambule spontané, à développer un état de l'âme tout spécial, dans lequel la vie et sa puissance prennent un épanouissement si large et si admirable.

Il y aurait toutefois erreur grave, méprise grossière, à penser que le magnétisant crée par son action la lucidité somnambulique ; il lui donne seulement la faculté de se produire et de se déployer dans toutes les manifestations dont elle est susceptible. C'est une illusion profonde partagée malheureusement par presque tous les magnétiseurs de croire qu'ils *font* des somnambules ; s'ils s'étaient mieux rendu compte de la nature de l'influence qu'ils exercent sur les personnes susceptibles de la pénétration magnétique, ils auraient compris que cette influence se borne à accoutumer l'organisme du somnambule à l'absorption du fluide humain. Quand la disposition à l'état magnétique ou somnambulique n'existe pas chez un sujet, ils travailleront en vain à le faire naître.

L'erreur des magnétiseurs tient à ce faux principe du mesmérisme, qui admet que tout le monde peut subir, à des degrés divers, l'action magnétique; cette erreur les dispose à ne faire aucun choix et à magnétiser ainsi le premier sujet venu. Agissant dans de pareilles circonstances, ils n'obtiennent la production de quelques phénomènes magnétiques qu'avec beaucoup d'efforts, de temps et de patience, et souvent l'effet produit est complétement nul; quand quelques résultats ont été obtenus, ils ont été si chèrement achetés, que l'on conçoit aisément le sentiment qui les porte à en attribuer la gloire à l'excellence de leur magnétisation. La nullité des effets produits, qui est le fait le plus général, aurait dû leur ouvrir les yeux; les effets, qui demandent beaucoup de patience et de temps, ne peuvent servir qu'à prouver un fait vrai, c'est qu'il y a des organisations qui ont beaucoup de peine à s'habituer à la pénétration magnétique, et que ces organisations donnent de pauvres sujets magnétiques; les organisations vraiment somnambuliques s'habituent, au contraire, rapidement à l'action magnétique, pourvu toutefois que le fluide humain dont elles subissent l'imprégnation soit sympathique à leur nature. Il n'est pas douteux, cependant, que la manière plus ou moins sage et habile dont cette action magnétique est donnée a une influence très-considérable sur la production plus ou moins parfaite des phénomènes qui apparaissent; elle peut surtout exercer une grande influence sur la santé des magnétisés.

Il existe des exemples positifs de somnambulisme spontané ayant lieu dans la veille, comme le somnambulisme naturel a lieu dans le sommeil ; mais ce qui est plus rare et plus extraordinaire, c'est que quelques somnambules puissent, sans aide de magnétisant, en tendant outre mesure les ressorts de leur volonté, entrer, au bout d'un temps variable, en état de somnambulisme, et de somnambulisme lucide. Dans ce dernier cas, par la puissance d'une volonté forte et énergique, le somnambule détermine une émanation exagérée de son propre fluide qui se porte au cerveau, en donnant naissance à cet état aussi bizarre que singulier : je n'ai vu que trois cas de cette forme insolite du somnambulisme, dont la durée était fort courte d'ailleurs, et dont la lucidité avait pour curieux caractère de s'exprimer au moyen de figures bizarres, mais saisissantes de justesse et de vérité. Une particularité plus remarquable, c'est le souvenir de ces figures, de ces images, lequel reste gravé dans la mémoire du somnambule au sortir de cet état, qui est accompagné d'une horrible fatigue ; cette particularité me porte à penser qu'il y a là une forme insolite de l'extase, plutôt qu'un véritable état magnétique. Quant aux exemples beaucoup plus nombreux de somnambulisme spontané qui ont été observés, ils ont lieu absolument comme certains accès des diverses névroses, telles que l'hystérie, la catalepsie, l'extase, dont ils représentent aussi une forme spéciale.

Chaque somnambule a sa lucidité propre, lucidité

aussi étendue, aussi variée dans ses diverses manifestations que celles de l'intelligence, mais dont la profondeur et la portée dépassent la mesure des cerveaux les plus heureusement organisés : la lucidité qui s'accompagne de la faculté merveilleuse de voir dans l'intérieur de l'organisme humain, et de retirer de cette vision admirable l'instinct des remèdes, est la plus précieuse, comme malheureusement aussi la plus rare.

En général, les somnambules naturels ou essentiels sont les meilleurs somnambules artificiels ou magnétiques ; il y a cependant d'autres états du système nerveux où l'action magnétique détermine le développement de la lucidité, seulement il est assez rare que dans ce cas la lucidité soit de longue durée, elle est subordonnée à la quantité variable d'agent magnétique que possèdent magnétisant et magnétisé. Pour durer, l'état magnétique a besoin d'être soutenu, fortifié par le fluide du somnambule. Ainsi, tout magnétisant qui, doué d'un bon fluide, magnétise habituellement un bon somnambule naturel, reçoit de lui une plus forte proportion de fluide qu'il n'en donne, et voit par là sa puissance magnétique augmenter graduellement; mais s'il restait un laps de temps plus ou moins long sans le magnétiser, il pourrait très-bien perdre sa vertu magnétique, parce que cet état est factice chez lui. Il n'en serait pas de même du somnambule naturel; une interruption même longue d'action magnétique lui laisserait la faculté d'être apte à être magnétisé par une personne douée d'un bon fluide qui lui serait sympathique, car cette faculté étant naturelle chez lui, se renouvelle et s'entretient comme toute autre propriété de l'économie. Du reste, cette puissance magnétique qu'on peut perdre par des causes, la plupart du temps ignorées, qu'on peut épuiser avec plus ou moins de rapidité, en magnétisant des personnes qui ont peu ou pas de fluide, ou qui l'ont de mauvaise nature, peut reparaître d'un moment à l'autre, après avoir été perdue pendant un temps variable, quand les conditions de la santé sont modifiées ; elle peut même acquérir de nouveau une grande force, si on rencontre un bon somnambule naturel qu'on soit à même de magnétiser.

La lucidité n'est pas, en général, susceptible de faire de grands progrès ; cependant, en faisant pénétrer le somnambule qui en est doué dans l'étude plus ou moins approfondie de la science qui fait l'objet spécial de sa lucidité, on le met à même de mieux décrire ce qu'il voit, entend, flaire, goûte ou palpe, et d'appliquer plus facilement le mot propre à chaque chose ; par là les résultats sont plus clairs, plus précis pour le consultant, et le somnambule lui-même, débarrassé de la recherche des paroles propres à exprimer sa pensée, se sent moins fatigué, et il expose plus facilement ce qu'il doit dire ; il arrive même, à la longue, que le somnambule qui reste renfermé dans la spécialité qui fait le caractère saillant du don qu'il a reçu voit mieux, distingue et surtout explique bien plus clairement ce qui fait l'objet de son examen. Il ne serait pas à désirer que la lucidité prît tout à coup un développement très-grand, ce serait un signe qu'elle va disparaître, comme l'astre qui, avant de s'abîmer dans l'espace, jette ses lueurs les plus brillantes, les plus magnifiques.

Quand un magnétisant a le bonheur de rencontrer un bon somnambule lucide, il doit user envers lui de très-grands ménagements, le magnétiser à des intervalles d'abord assez éloignés, mais qu'il rapprochera peu à peu, au fur et à mesure qu'il verra l'économie du sujet s'habituer à son influence. Il devra se comporter envers lui comme le médecin prescrivant à son malade un remède dont l'administration exige beaucoup de prudence, le donne à des doses d'abord très-faibles, et ne l'augmente graduellement que d'après les résultats obtenus. Toutes les fois que le magnétisant observera chez son somnambule un état d'agacement nerveux pénible, une forte émotion de l'âme, de quelque nature qu'elle soit, ou une très-grande fatigue, il devra s'abstenir de produire l'action magnétique, à moins qu'il ne se propose par là de calmer ces fâcheuses dispositions ; dans ce cas, l'état magnétique ne devra durer que le temps nécessaire pour produire l'effet voulu. En procédant avec cette sage lenteur, le magnétisant est assuré d'accoutumer le somnambule à l'action magnétique, sans trouble et sans péril ; de fortifier peu à peu cet état particulier propre à certaines organisations privilégiées, au

point d'arriver à être à même de magnétiser son somnambule tous les jours et même plusieurs fois dans la
journée. S'il agissait différemment, non-seulement il
courrait le risque d'altérer et même de détruire la lucidité, mais il s'exposerait encore à déterminer chez
le magnétisé une fièvre nerveuse que rien ne pourrait
arrêter.

On doit veilller avec attention à ce que le somnambule ne soit pas gêné dans ses vêtements ; ses pieds
doivent être à l'aise, les articulations libres ; il doit
être commodément assis, et on doit lui éviter les
positions pénibles et fatigantes. Il faut s'assurer qu'il
n'existe aucune espèce d'odeur forte dans la pièce où
l'on se trouve : un air lourd, épais, l'excès de chaleur
ou de froid, les courants d'air, sont autant de circonstances qui doivent être soigneusement évitées ; elles
sont de nature, comme les conversations à haute voix,
ou toute espèce de bruit, à impressionner très-vivement le somnambule.

Un exemple nous indiquera toute l'importance de
ces précautions, en apparence minutieuses, mais d'une
nécessité absolue.

J'étais en consultation chez M. D. de J..., un de
mes clients, où j'avais magnétisé Mlle de F... en sa présence. Après avoir constaté le bien-être marqué qui
s'était produit dans la marche de la maladie, Mlle de
F... terminait l'indication des nouvelles prescriptions
médicales qu'elle jugeait convenables à l'état du malade, quand Mme D. de J... jeta au feu, par mégarde,

le bout d'une plume d'oie. Il se dégagea immédiatement cette odeur de corne brûlée, qui est particulière
à la combustion de ces sortes d'objets. La somnambule
fut tellement incommodée de cette odeur, qu'à l'instant
même elle fut prise d'éternuments répétés et d'une fréquence telle, qu'il s'en suivit un accès de suffocation
qui l'obligea à passer immédiatement dans une pièce
à côté, où j'eus toutes les peines du monde à calmer
l'agitation nerveuse violente qui s'était manifestée.
Je démagnétisai énergiquement Mlle de F..., qui, au
sortir de l'état magnétique, nous demanda ce qui lui
était arrivé, pour qu'elle se trouvât dans l'état d'agitation et de tremblement nerveux dont elle était si péni-
blement affectée. Elle fut fort surprise de l'explication qui lui fut donnée à cet égard, et son état d'a-
gitation ne put être calmé que par une marche au
grand air de près d'une heure. Il est assez curieux
que les antispasmodiques que j'avais donnés avant de
sortir de chez notre malade n'avaient amené aucun
résultat satisfaisant.

Les étoffes de soie, le satin, le velours, n'empêchent
pas, chez un bon somnambule, la pénétration fluidique,
laquelle, comme je l'ai dit, a lieu en grande partie
par la respiration, qui transmet l'agent au cerveau ;
mais, chez une personne qui n'est pas somnambule
naturelle, bien qu'elle soit susceptible d'entrer en
état magnétique et d'être lucide, ces étoffes peuvent
cependant produire quelquefois un agacement nerveux
d'une nature telle, que non-seulement la lucidité en soit

troublée, mais même que l'état magnétique ne puisse
être convenablement produit. Cette particularité, qui se
présente quelquefois, ne peut cependant établir aucune
parité sérieuse entre l'aimant, l'électricité, l'électro-
magnétisme et le fluide magnétique ; ce dernier est un
agent de phénomènes vitaux, les autres sont des propriétés de la matière. Aussi, loin de se conduire
envers les magnétisés comme avec un aimant, une
machine électrique, une pile voltaïque, ou tout autre
corps inerte, ce que beaucoup de magnétiseurs et
même de médecins n'ont que trop fait, insultant ainsi
aux lois de l'humanité et de la vie ; aussi, dis-je,
doit-on, au contraire, avoir toujours présent à la pensée que le bon, le véritable somnambule , est une vraie
sensitive humaine, dont l'action la plus légère, le moindre souffle, la pensée elle-même, bouleversent l'organisme physique et moral.

On ne saurait entourer la personne qu'on soumet
à l'action magnétique de précautions trop minutieuses ;
on doit observer d'un œil très-attentif les manifestations de l'organisme qui se présentent ; on doit veiller
avec un soin religieux à ce que le cerveau, un des
sens, la poitrine, la gorge, l'estomac, l'épine dorsale ,
ne soient pas trop chargés de fluide humain , sous
peine de voir se produire des accidents graves. Un
état de torpeur ou d'agitation convulsive devra appeler l'attention sur le cerveau ou l'épine dorsale ; l'oppression, la difficulté ou l'impossibilité de parler,
devront la porter à la poitrine, au larynx ; tous ces ac-

cidents, ainsi que le hoquet, la toux, les éternuments répétés et comme convulsifs, un accès nerveux violent, demandent à être rapidement calmés, et si une action magnétique convenablement dirigée n'y parvient pas, on doit faire immédiatement cesser l'état magnétique par l'action d'une volonté calme, exempte d'émotion, mais ferme et soutenue. Pour compléter les précautions à prendre, on doit toujours tenir à sa portée de l'eau froide, de l'éther, de l'eau de menthe ou de fleur d'orange, et du sel gris, pour être en mesure, par l'administration opportune de l'un ou l'autre de de ces moyens, de parer aux accidents de congestion ou de violente perturbation nerveuse qui peuvent se développer chez les magnétisés. Sorti de l'état magnétique, il sera bon que le somnambule prenne un peu de vin sucré coupé d'eau, ou une tasse de bouillon froid, pour relever la perte de forces produite ; on devra substituer à ces moyens un peu d'eau aromatisée de menthe anglaise, d'eau de fleurs d'oranger ou d'éther, s'il y a eu un peu d'agitation nerveuse.

Pour magnétiser un somnambule ou une personne susceptible de l'imprégnation magnétique, il faut d'abord fixer ses yeux, pendant un temps variable, et faire sur toute la tête quelques passes, qu'on promène, de haut en bas, le long du corps; pour démagnétiser, il suffit, après avoir fixé de nouveau les yeux du somnambule, de faire quelques passes divergentes sur la tête et le long du corps ; tous ces actes doivent être effectués avec la volonté énergique, bien déterminée, du but que l'on se propose ; car rien ne fatigue davantage un magnétisé, qu'un manque de précision et de netteté dans l'expression de la volonté des actes qu'on veut lui faire exécuter, et rien ne nuit autant au développement de la lucidité. La volonté est l'agent par excellence, les passes, les attouchements, ne sont que des moyens secondaires, quoique très-efficaces, d'aider son action d'une manière plus rapide, plus douce et plus sûre. Quand cet état est convenablement produit, il donne un sentiment de bien-être très-agréable, et dans lequel le magnétisé aime habituellement à exprimer qu'il se complaît. Ce bien-être peut être rapidement troublé par tous les modificateurs qui agissent sur son physique et son moral. Si un second magnétisant veut produire une action nouvelle sur le magnétisé, celui-ci est de suite très-vivement agité, la perturbation peut être telle qu'il survienne des convulsions. Le seul moyen de mettre fin à ce désordre est d'abord d'éloigner le second et malencontreux magnétisant ; le premier magnétisant doit ensuite soumettre de nouveau le magnétisé à une influence des plus énergiques, et s'il ne peut arriver à calmer assez rapidement son agitation, il doit mettre toute sa volonté à faire cesser la crise magnétique.

Dès que l'état magnétique est produit, on doit interroger le somnambule et ne le laisser jamais inactif, à moins qu'il ne demande à dormir. Ce singulier et bizarre sommeil, qui a lieu à l'état magnétique dans quelques circonstances particulières, est éminemment réparateur, si l'on doit en croire les somnambules. Ce sommeil ne peut durer plus de trois à cinq minutes, sous peine de déterminer un état de congestion du cerveau plus ou moins forte. J'ai pu constater que le sommeil qui envahit le somnambule dans l'état magnétique, renfermé dans ces étroites limites, n'a lieu, en général, qu'après une assez vive agitation ou une grande fatigue, et qu'il produit, quand il a pris fin, un état de bien-être visible et une grande netteté dans la lucidité. J'ai pu également vérifier que lorsque ce sommeil avait dépassé cinq minutes, le somnambule était lourd, inquiet, agité et peu disposé à suivre la direction de son magnétisant.

Il est de toute nécessité que le magnétisant ne perde jamais de vue son magnétisé, il faut que de temps à autre il renouvelle son action magnétique, en ayant grand soin de la distribuer d'une manière égale et uniforme sur tout le corps, sous peine de rendre la lucidité incomplète et de développer des douleurs intolérables, ou la paralysie partielle des membres trop chargés. Il doit étudier avec grand soin les aptitudes diverses de son somnambule, s'assurer avec sagacité de la nature des questions qui le fatiguent par trop, et les éviter, comme toute action ou expérience pour laquelle il manifeste une répugnance trop vive. Tout cela est si vrai, si important, qu'il est possible à un magnétisant prudent, attentif, qui a l'habitude de toutes ces précautions, un fluide puissant et sympathique, ainsi qu'une connaissance complète des diverses aptitudes intellectuelles de son somnambule, de le tenir dans l'état de somnambulisme pendant vingt-quatre et même quarante-huit heures. Il devra renouveler son fluide de temps en temps, diriger convenablement les questions et éviter tout ce qui serait de nature à l'agacer. A la suite de cette longue séance, que je considère comme un vrai tour de force dangereux, il en résultera un état de fatigue, de malaise, de courbature même tout à fait comparable à celui qu'éprouvent les personnes qui ont passé une ou deux nuits blanches.

L'état magnétique n'est nullement un sommeil, c'est un état de veille particulière et de veille exagérée, qui, au lieu de dispenser du sommeil normal, en demande, au contraire, une plus forte dose, en raison de l'extrême fatigue cérébrale qui en est la suite. Ce tour de force ne pourrait être supporté que par un bon somnambule naturel, et je suis loin d'en conseiller l'essai. J'ai fait une fois cette longue et intéressante expérience chez un excellent somnambule, habitué depuis plusieurs années à être magnétisé plusieurs fois par jour ; il en est résulté chez lui une telle fatigue, que lorsque je l'ai démagnétisé, il est resté pendant plus de vingt minutes dans un état d'hébétude indiquant un état congestionnel du cerveau, qui a été suivi d'une fièvre nerveuse, caractérisée par une agitation singulière du moral et du physique. J'ai calmé cet état, qui n'a pas été sans me donner des inquiétudes assez vives, par des bains, une nourriture très-succulente, du bon vin de Bordeaux et un séjour de deux semaines à la campagne.

Un magnétisé peut parfaitement magnétiser à son tour une autre personne, pourvu qu'elle ne soit pas gravement malade, car, outre la fatigue qu'il éprouverait nécessairement, il pourrait survenir une émotion de nature à compromettre la lucidité ; aucun de ces risques n'aurait lieu avec une personne dont l'état n'inspirerait pas de sérieuses inquiétudes, ou qui serait en bonne santé. Les magnétiseurs de profession n'ignorent pas que, plus le malade qu'ils magnétisent est faible, épuisé, plus ils se trouvent obligés à de dépenses fluidiques et par suite à de pénibles fatigues. Le magnétisé et le magnétisant éprouvent toujours une déperdition de forces, qui est en rapport avec leur état de santé ; quand le magnétisant produit chez un malade une action magnétique appropriée au genre de la maladie dont il est affecté, la fatigue est tout entière du côté de celui qui donne son action fluidique, sans qu'il y ait retour réciproque de la part du magnétisé, qui ne doit avoir d'autre volonté que celle de se laisser aller à cette bienfaisante influence.

Un somnambule, un magnétisant, ou une personne naturellement douée d'un puissant fluide, mis en rapport avec un sujet magnétisé, lui fait éprouver instantanément une sensation des plus vives, agréable ou pénible, suivant la sympathie ou l'antipathie des deux personnes en rapport. Quand l'antipathie est forte, cette sensation peut être telle qu'il y ait des phénomènes d'agitation, parfois même un état convulsif ; un résultat semblable et plus marqué encore se produirait entre deux magnétisés mis en rapport, et entrant en discussion ; ils pourraient, dans ce cas, en raison de leur vive sensibilité, se faire beaucoup de mal ; il y aurait alors urgence à les séparer et à les démagnétiser séparément.

Il a été souvent question de la facilité qu'ont les somnambules à prendre le mal des personnes qui les consultent, et de la barbarie qu'il y aurait à les soumettre à un pareil danger. Cette opinion est basée sur un fait vrai, c'est qu'un grand nombre de somnambules ont la faculté de reproduire, comme un écho, les symptômes éprouvés par le consultant, et éprouvent, par l'exercice de cette singulière faculté, une fatigue proportionnée à la vivacité des douleurs du malade et à la gravité de ses affections ; cela ne va pas cependant jusqu'à communiquer au somnambule le mal du consultant. Je suis même très-convaincu qu'en cas de maladie contagieuse possible, un bon somnambule saura se mettre parfaitement à l'abri. Depuis longtemps je donne des consultations médicales avec l'aide de somnambules, j'ai vu passer devant moi toutes sortes de malades et défiler le cortége entier des affections connues et de celles qui sont encore une énigme pour la science, et je n'ai jamais vu un somnambule prendre la maladie de son client et la garder.

Il y a cependant une précaution importante qui de-

vra être prise par le magnétisant, c'est d'étudier attentivement le somnambule en rapport avec un malade
gravement atteint. Quand il observera que les symptômes qu'il éprouve l'agitent vivement, lui donnent
une émotion trop vive, il devra user de son influence
pour le soustraire aux sensations qui l'émeuvent trop
fortement. Habituellement les bons somnambules
avertissent les premiers leur magnétisant du péril
qu'ils courent, et il est du devoir de ce dernier de les
y soustraire; ce péril même fût-il imaginaire il suffit
que la sensation en existe chez le somnambule pour
qu'il soit nécessaire de faire cesser l'état magnétique.
D'ailleurs les somnambules sont en général très-bons
juges de leurs impressions, la raison et l'instinct en
particulier ont un remarquable développement chez
eux, et ils doivent être écoutés, sous peine de voir se
produire, non-seulement la perte de la lucidité, mais
encore un état pathologique grave, que pourra occa-
sionner également une émotion trop vive de joie, de
peine, de peur violente, etc., etc. Les modificateurs
énergiques du système nerveux doivent être absolument
proscrits, car l'état magnétique rend les somnambules plus disposés à en subir l'influence et les conséquences les plus extrêmes.

Je pourrais donner de nombreux exemples des périls graves qu'on peut faire courir à un somnambule
chez lequel on occasionnerait une forte émotion de
l'âme. L'histoire est pleine de cas nombreux de folies
déterminées pendant l'état de somnambulisme natu-

rel, à la suite d'une violente peur, ou de toute autre émotion morale occasionnée par l'effroi ou la curiosité cruelle des personnes qui se sont trouvées en rapport avec les somnambules. Les somnambules magnétiques sont plus impressionnables encore ; je me bornerai à citer un exemple qui m'est personnel, et qui donnera une idée assez exacte des résultats que peut produire chez un somnambule magnétique une forte émotion de l'âme.

J'avais magnétisé un jour M. le marquis de B... devant sa sœur, qui était fort incrédule en fait de lucidité, et qui désirait une preuve sans réplique, en demandant que le somnambule désignât l'objet qu'elle avait placé sous son manteau. Après une courte recherche, je fus surpris d'entendre le somnambule affirmer qu'il voyait le portrait de son père, mort déjà depuis plusieurs années. Le fait était vrai ; et à peine M. de B... eut-il reconnu l'image vénérée de son père, qu'il voulut s'en emparer, et l'ayant en sa possession il se mit à genoux devant le portrait, en versant un torrent de larmes, et se livra en entier aux émotions que le souvenir des bontés de son père éveillait en lui. Il y eut là une scène de piété filiale admirable, que j'essayerai en vain de décrire d'une manière exacte ; les diverses sensations du somnambule étaient rendues avec une expression de l'âme si touchante, si pathétique, une éloquence du cœur si élevée, si vive, si entraînante, qu'involontairement nous nous laissions subjuguer par les émotions à la fois douces et navrantes qui se peignaient avec force et énergie sur le visage animé et expressif du somnambule.

Malgré mon émotion, pénétré cependant du danger qu'il y aurait à prolonger plus longtemps un état du cœur aussi violent, je cherchai à ramener M. de B... à un autre ordre d'idées; mais rien ne pouvait détacher son cœur de l'image adorée qu'il contemplait avec un mélange indéfinissable de regret immense et de joie presque extatique. La secousse morale fut telle que les traits commençaient à s'altérer, aux pleurs avaient succédé les sanglots, les battements du cœur étaient précipités, tumultueux, et il régnait une exaltation cérébrale extrême. Je compris l'urgente nécessité de couper court à une pareille scène; je démagnétisai en conséquence le somnambule, et grâce à une énergie de volonté décuplée par le sentiment du péril dont je voyais le somnambule menacé, j'arrivai à faire cesser l'état magnétique. Revenu à l'état normal, M. le marquis de B... était encore sous l'influence d'une très-vive agitation, et quand il fut mis au courant de la cause qui avait provoqué son malaise, il adressa de très-vifs reproches à sa sœur, qui, par un motif de curiosité, avait déterminé une émotion aussi pénible; le culte que M. de B... porte à la mémoire de son père aurait dû la faire réfléchir sur les conséquences qui pouvaient en résulter. C'est là, du reste, l'histoire de beaucoup de gens qui ne savent pas douter, et qui déterminent ainsi, par ignorance, une catastrophe parfois irréparable.

Pour bien voir dans l'état magnétique, le somnambule a besoin d'être mis en rapport direct avec le malade ; quand son fluide est assez puissant, ce rapport peut être établi au moyen d'un gilet de flanelle ou d'une chemise qui auront été appliqués à nu sur le corps pendant douze ou vingt-quatre heures au plus. Il est nécessaire que l'un ou l'autre objet soit enveloppé dans du papier blanc par le consultant lui-même, qui devra aussi ne confier qu'à lui seul le soin de cacheter soigneusement l'enveloppe ; il est de rigueur qu'il n'y ait que lui qui ait touché à l'objet, le somnambule seul devra, dans l'état magnétique, en briser le cachet. On comprend, en effet, que l'objet porté par le consultant n'ayant de vertu, pour établir la communication magnétique, que par le fluide humain dont il est imprégné, s'il prend l'air, le fluide est éventé et perd sa faculté d'établir le rapport entre le consultant et le somnambule ; on conçoit également que s'il a été touché par une autre personne, il n'y a pas de raison pour que le somnambule voie plus cette personne que le consultant.

Le fluide est l'agent de la communication magnétique, et on l'obtient avec plus de certitude et de pureté au moyen de la transpiration dont la chemise ou le gilet de flanelle sont imprégnés, que par les cheveux, par exemple, qui peuvent être malades et devenir ainsi une cause d'erreur. Le linge restant d'ailleurs imprégné de la transpiration nerveuse ou sanguine du consultant, le somnambule pourra distinguer plus facilement si c'est le sang ou le système nerveux dont les fonctions sont troublées par la bile ou les humeurs, ou par toute autre lésion organique d'un des viscères de l'économie. Dans ce genre de consultations, la fatigue éprouvée par le somnambule est bien plus grande que lorsqu'il est en rapport direct par le toucher avec son malade, parce qu'il lui manque l'usage d'un des sens les plus importants. Aussi, bien que dans ce genre de consultations le somnambule rende comme un véritable écho vivant tous les cris de l'âme et du corps du consultant, sa lucidité ne présentera ni la même étendue, ni la même netteté dans le jugement qu'il portera de la maladie ; il a le sentiment exact de ce qui lui manque de ce côté ; aussi lui arrive-t-il quelquefois de se refuser à rien prescrire, et de porter son pronostic, avant qu'on l'ait mis en rapport direct par le toucher avec le malade. Dans l'immense majorité des cas cependant, ces consultations atteignent leur but, et j'ai guéri bien des malades par ce moyen, sans les voir ni les toucher.

Les personnes qui sont habituellement en rapport avec les somnambules se plaignent parfois que leur lucidité ne présente pas toujours le même degré d'étendue, et est parfois très-variable ; cette disposition indique d'une manière positive un sujet médiocre, et tient à des causes inconnues, car nous ignorons encore beaucoup des conditions nécessaires au développement de la lucidité. Toutefois, en observant bien attentivement ce qui se passe dans l'état magnétique, et surtout dans les manifestations de la lucidité, il est palpable, incontestable, que les sens subissent une transformation complète et sont soumis à des perceptions toutes nouvelles. Il y a là un acte physiologique qui bouleverse l'économie entière, et lui donne une modalité spéciale, une vie étrange et toute particulière. Cette transformation des sens est telle, que le somnambule peut déterminer la saveur d'une plante qu'il ne connaît pas, qu'il n'a jamais vue et qui ne touche ni ses lèvres, ni son palais; entendre un bruit très-éloigné, et qui n'est perceptible pour aucune des personnes qui l'entourent, fussent-elles douées d'une finesse d'ouïe exeptionnelle; sentir l'odeur d'une substance située au loin, que l'odorat le plus subtil ne pourra jamais découvrir; voir au travers des corps opaques, à certaines distances. Le toucher éprouve une transformation semblable, et présente un développe-très-remarquable et tout particulier.

Tous les sens, ou une partie seulement, éprouvent cette étonnante et singulière métamorphose; on comprend facilement par là toute l'importance que ce fait peut et doit exercer sur le caractère et l'étendue de la lucidité. Les sens, d'ailleurs, ne font ici que suivre la transformation spéciale aussi que l'agent magnétique fait éprouver au cerveau qui prend cet épaouissement si large, prouvé par le fait de la lucidité. ette double transformation qui s'opère a pour objet e ne pas rompre le rapport nécessaire entre le cerveau et les sensations qui lui sont transmises par les perceptions des sens ; seulement ce rapport s'établit dans des conditions nouvelles, appropriées à l'état qui s'est développé. C'est, à coup sûr, un fait extrêmement remarquable, et bien digne des méditations du médecin philosophe, que l'existence de cette double vie, dont sont douées certaines organisations, et qui leur donne, dans la vie somnambulique, des facultés qu'elles ne possèdent pas dans la vie normale.

La somnambule que je magnétise habituellement m'a toujours présenté, dans ses rapports magnétiques avec les malades qui viennent prendre ses conseils, l'usage entier et complet de tous ses sens ; leur importance vient dans l'ordre suivant : la vue d'abord, puis le toucher ; après le toucher, l'odorat ; après l'odorat, l'ouïe ; après l'ouïe, le goût. Tous ses sens, même à l'état normal, sont doués d'une finesse, d'une délicatesse de perception exquise, mais qui est bien loin toutefois de pouvoir donner une idée de la finesse de perception qui se développe pendant son état magnétique ; aussi sa lucidité est-elle admirable. J'ai fait des expériences très-variées et complètes sur un grand nombre de somnambules, et j'ai toujours remarqué que ceux dont tous les sens ne subissaient pas la transformation magnétique présentaient une lucidité médiocre et très-capricieuse. Toute disposition organique du cerveau étant réservée, une véritable échelle de proportion pourra être établie dans le développement de la lucidité, suivant le nombre de sens qui entreront en exercice, en sorte qu'un immense intervalle séparera la lucidité du somnambule dont tous les sens entrent en jeu, de celle du somnambule dont un seul sens sera actif.

La veille nous présente des états analogues qui nous aideront à comprendre ces explications, qui me paraissent logiques et toutes naturelles, en nous montrant le sourd, l'aveugle, le sourd-muet, ou le malheureux sourd-muet et aveugle en même temps, dont Dugald-Stewart nous a donné l'intéressante et curieuse histoire, en nous montrant, dis-je, ces tristes parias de la nature, forcément privés d'une foule de sensations et d'idées, qui sont la vie normale et peu remarquée de ceux qui jouissent du plein exercice de tous leurs sens. Quand un seul sens manque ou est incomplet, il peut être suppléé en partie, à force d'art, 'étude et de patience, par un autre sens qui acquiert dans ce cas une finesse de perception tout à fait insolite. L'histoire des sourds-muets, grâce à l'abbé de l'Epée et à Sicard, nous en offre une preuve journalière, et nous avons vu plusieurs fois l'aveugle de naissance arriver, à la longue, à distinguer des couleurs au moyen du toucher. Mais, malgré les merveilles de l'art et de la charité, le sourd-muet ne pourra goûter les émotions de la musique et du langage mystérieux de tous les bruits de la création ; jamais l'aveugle de naissance ne pourra convenablement apprécier les beautés sympathiques d'un tableau, et jouir, comme celui qui a de bons yeux, des splendeurs éclatantes de la nature, comme des sensations pleines de charme qu'éveillent les sublimes magnificences d'un ciel étoilé.

On peut, sans blesser les lois de la physiologie la plus rigoureuse, admettre que tous les sens sont une modification plus ou moins délicate et parfaite du toucher. Ainsi, le goût est le toucher immédiat des aliments ; l'odorat, le toucher des particules odorantes qui s'imprègnent sur les houppes nerveuses de la membrane pituitaire ; l'ouïe, le toucher des ondes sonores qui viennent frapper et ébranler le tympan ; la vue est le toucher de la lumière, dont les rayons s'impriment sur l'épanouissement nerveux de la rétine. Des sens fins, délicat, sont en général l'apanage des cerveaux larges, bien développés et doués de belles et grandes facultés. Ces considérations expliquent un fait vrai, c'est que la lucidité, qui est l'âme agrandie des somnambules, est, comme l'intelligence, susceptible de tous les degrés et d'une infinie variété de manifestations. Ainsi, le somnambule qui décrira parfaitement l'état pathologique d'un malade sera impuissant à donner la moindre indication thérapeutique utile ; un autre somnambule, à la faculté de voir l'intérieur de l'organisme humain ajoutera celle de trouver des remèdes propres à soulager et à guérir, et souvent à donner des indications qui sauveront un malade qu'une médecine rationnelle aura jugé au-dessus des ressources de l'art.

On comprend facilement par ce que je viens de

dire que bien des erreurs commises sont moins le fait du somnambule, qui ne peut, en aucun cas, être responsable, que du consultant qui, n'étant pas suffisamment instruit des faits magnétiques, crie au charlatanisme, lorsqu'il devrait accuser son ignorance. Aussi, pour éviter tout cause d'erreur, le magnétisant doit-il se faire une loi de ne permettre aux personnes qui viennent consulter son somnambule, que l'ordre de questions accessibles à sa lucidité. Cela est non-seulement une question d'honnêteté et de dignité vis-à-vis du client, c'est encore un véritable service rendu au somnambulisme, qui sera ainsi mieux apprécié du moment qu'il présentera des facultés positives mieux constatées. J'ai toujours suivi cette marche, et je n'ai jamais vu la lucidité faire défaut complétement chez ma somnambule. On remplit, en outre, un devoir de conscience et d'humanité envers le somnambule, dont on altère bien vite la lucidité quand on l'applique à un autre objet que celui qui s'adresse à sa spécialité. La lucidité est un don précieux, une faculté particulière, qu'on doit regarder comme un devoir sacré de respecter, et qui, par aucune considération, ne doit être détournée de sa voie naturelle. On se moquerait, avec juste raison, de ceux qui prétendraient faire d'un poëte un astronome ou un bon mathématicien, et réciproquement. Pourquoi en serait-il autrement des spécialités de la lucidité ?

Le somnambule jouit de toutes les facultés de l'état de veille et de celles qui forment le caractère de la lucidité. Malgré sa remarquable et incontestable supériorité, sous le rapport moral et intellectuel, le merveilleux somnambule reste homme ; il n'est ni ange ni démon, et il demeure soumis aux passions et aux faiblesses de l'humanité, ce qui peut expliquer encore bien des ombres de la lucidité. Nous sommes tous faillibles, et chacun de nous a ses bons et ses mauvais moments, pendant lesquels notre aptitude au travail, soit physique, soit intellectuel surtout, est bien variable ; il y a même parfois des moments d'incapacité presque absolue à cet égard. Le somnambule peut ne pas être étranger à ces défaillances de l'esprit ; seulement, s'il est bien dirigé et doué d'une véritable lucidité, il préviendra son magnétisant de la disposition dans laquelle il se trouve; comme dans l'état de veille il peut d'ailleurs se manifester des dispositions de l'âme insolites, qui détruisent tout équilibre. On conçoit très-bien qu'une émotion violente, la peur, une joie trop vive, une douleur atroce, la colère, une appréhension exagérée ou toute autre passion, puissent paralyser un moment l'usage des facultés du somnambule ; il peut éprouver devant du monde mal disposé un sentiment de malaise, analogue à celui de l'acteur que la crainte d'un échec rend gauche sur la scène, embarrassé et fort peu apte à déployer son talent. Les somnambules ont, en gé néral, beaucoup d'amour-propre, et il pourrait fort bien leur arriver que l'incrédulité des personnes qui les entourent irrite leur orgueil, au point de force leur lucidité, qui pourrait bien périr dans un effor exagéré, comme la voix du chanteur qui se brise, en voulant donner une note au-dessus de ses forces.

Une lucidité complète, aidée et servie par tous les organes des sens, convenablement dirigée surtout, présente, sur les manifestations habituelles de l'intelligence, l'avantage inappréciable d'être égale, à peu près uniforme, et exempte, dans les mains d'un magnétisant prudent et attentif, de toutes ces défaillances de l'esprit et de toutes ces passions violentes qui le troublent si tristement parfois. Le somnambule trouve dans un bon magnétisant un paratonnerre assuré contre les dangers et les erreurs ; quand le trouble et les mécomptes surviennent, c'est le plus souvent la faute de ceux qui ne savent ni le connaître ni le comprendre.

Du reste, cet accroissement inouï des facultés de l'âme, qui est un don extraordinaire, mais malheureusement fort rare, doit être pris tel qu'il nous est donné par la nature, et étudié comme un fait physiologique et psychologique des plus importants ; quand il sera bien compris et connu sous toutes les formes qu'il peut présenter, on pourra alors seulement établir les lois fondamentales de la science qu'il est appelé à fonder dans un temps qui ne peut plus être éloigné.

CHAPITRE II.

NATURE DE L'AGENT MAGNÉTIQUE.

La vie est l'agent de la circulation du sang ; quand cette circulation se trouble, la maladie survient, la vie est en péril ; quand la circulation du sang est complétement arrêtée, la vie cesse. Comme tous les actes de l'organisme humain, le somnambulisme magnétique est lié à l'état du sang, qui est, si je puis employer cette figure, le pendule, le véritable régulateur de la vie ; le sang est le stimulant naturel et direct du système nerveux ; un sang pur et riche rend, en effet, les nerfs sensibles, mais non irritables, et donne des impressions, des appréciations des faits justes et rapides ; un sang vicié par un principe morbide trouble l'économie nerveuse et le moral.

Un bon somnambule, comme un magnétiseur puissant, doit avoir le sang pur et fort riche, un système nerveux très-impressionnable, et donnant des réactions fortes et rapides. L'état magnétique étant une sorte de veille exagérée du sang et du système nerveux, on comprend facilement que les enfants, les vieillards, les personnes faibles ne devront pas être habituellement soumis à son action, sans quoi, la vitalité du sang serait rapidement épuisée par les fatigues nerveuses qui en sont la conséquence.

Quand un magnétisant a acquis, par une longue habitude, un grand empire sur son magnétisé, il pourra arriver quelquefois à le mettre en état magnétique à son insu et même contre son gré ; ce résultat n'a pas lieu sans un malaise et une fatigue extrêmes chez le magnétisé ; il est, le plus souvent, accompagné d'accidents nerveux plus ou moins graves et d'un trouble marqué dans la lucidité. Quand, au contraire, le somnambule est prévenu, qu'il unit sa volonté à celle du magnétisant, l'état magnétique est facilement, naturellement produit, la lucidité peut s'exercer librement et présenter toutes les manifestations dont elle est susceptible.

Les médecins, les gens du monde, qui n'ont qu'une connaissance imparfaite des faits magnétiques, les expliquent par la puissance de l'imagination ; ils en reviennent encore aujourd'hui à l'explication de Bailly et des signataires du rapport de 1784 contre le mesmérisme ; ils citent à cet égard, avec une complaisance étudiée, les effets nerveux, aussi variés qu'insolites, que produit quelquefois une imagination impressionnable fortement ébranlée.

Il n'est pas douteux que, sous l'empire d'une imagination exaltée par une idée fixe ou de grandes passions, il ne se produise de grands désordres nerveux ; les apparitions, les visions, les hallucinations, l'ex-

tase le prouvent surabondamment. Ces effets sont remarquables, saisissants, mais ils sont bien connus,
classés depuis longtemps; ils présentent tous, d'ailleurs, des caractères qui les séparent nettement de
l'état magnétique; la crise nerveuse passée, à la fatigue près, tout rentre dans l'état normal. Il n'en est
pas de même de l'état magnétique, il faut que celui
qui l'a fait naître le fasse cesser; sans cela, le magnétisé restera sous l'influence du magnétisant, pendant
un temps variable assez long, et avant d'en sortir, il
sera obligé de passer par des états nerveux pénibles,
variés, qui pourront se terminer par une paralysie
générale ou partielle des membres, ou tout au moins
une gêne dans les articulations qui rendra la locomotion fort difficile. Ces états nerveux assez bizarres,
indiquant un effet persistant sur les centres nerveux,
pourront être d'assez longue durée et ne cesser que
par l'usage soutenu des grands bains et de frictions
très-variées, ou bien par la magnétisation, qui dissi-
pera tous ces accidents comme par enchantement.

On ne peut donc nier la différence capitale qui
existe entre l'état magnétique et les phénomènes nerveux, fruits d'une imagination déréglée ou d'une
cause morbide; cette différence fût-elle encore contestée, il resterait toujours à se demander comment
beaucoup de personnes à imagination très-riche, très-
impressionnables et très-désireuses d'éprouver l'action magnétique, ne pourront jamais arriver, malgré
leur volonté formelle, très-vivement tendue à cet

égard, à en être impressionnées, et surtout à présenter des phénomènes de lucidité. Il ne faut jamais
perdre de vue que la lucidité est le phénomène le plus
heureux, le plus vrai de l'état magnétique, il en est
la véritable pierre de touche, comme l'expression la
plus utile, la plus élevée.

Cependant, beaucoup d'esprits distingués confondent souvent la lucidité avec l'extase ; ces états
sont tous deux caractérisés par une exagération
des fonctions cérébrales ; mais, ce point de rapprochement à part, ils sont séparés par des caractères
tellement tranchés, qu'il est impossible, après les
avoir sérieusement étudiés, de les confondre plus
longtemps. L'extase est presque toujours spontanée ;
la lucidité, au contraire, est toujours provoquée ;
l'extatique ne porte son attention que sur un seul
objet, cet objet le possède à l'exclusion de tout autre,
et il ne présente aucune des facultés nouvelles qui distinguent si éminemment le bon somnambule lucide.
La concentration extrême de la pensée sur un seul
point, qui est le caractère distinctif et spécial de l'extase, s'accompagne d'un état du corps qui trahit une
souffrance profonde de l'organisme ; l'extase affecte
souvent la forme épidémique et se développe sous l'influence de ces courants de l'opinion dominante qui,
à certaines époques, s'empare violemment de toutes
les organisations et en surexcite un grand nombre
assez violemment, pour produire la perturbation spéciale du système nerveux qui lui donne naissance.

Elle forme souvent un symptôme curieux de certaines névroses, et on a distingué les formes d'extase cataleptique, hystérique, mystique, maniaque et monomaniaque ; il arrive parfois que l'extase se produit sans trouble morbide bien appréciable. Aussi est-il exact de dire qu'il peut exister autant de formes de l'extase qu'il existe d'idées ou de passions dominantes qui s'emparent par accès de tout cerveau prédisposé ; la forme épidémique présente seule un caractère uniforme. La lucidité présente des caractères bien différents, que nous avons déjà appréciés et qui ne peuvent être confondus avec l'extase ; cette différence se dévoile d'une manière bien plus tranchée surtout, par les applications précieuses qui peuvent en être faites ; l'extase ne présente rien de semblable.

Il existe un agent incontestable qui produit les phénomènes magnétiques et l'état de somnambulisme lucide ; cet agent n'a pu être isolé jusqu'ici, mais sa puissance, ses effets ne peuvent être contestés, et aucune raison sérieuse ne peut attribuer à l'imagination les phénomènes variés et complexes dont il est la cause déterminante. C'est cet agent, inconnu dans son essence, comme tous les impondérables de la nature, qui a reçu le nom de fluide magnétique, et qu'à raison de son origine j'appellerai fluide humain. Ce fluide, que nous possédons tous, est une émanation spéciale du sang, modifiée à l'infini par les diverses modalités du système nerveux, qui nous livre le secret de ces sympathies et de ces antipathies rapides, instinctives, que nous éprouvons involontairement les uns pour les autres.

Tous les magnétisants, tous les somnambules sont unanimes à reconnaître que l'origine de leur puissance respective repose dans l'existence de ce fluide; il n'y a plus la même unanimité d'opinions sur le siége, le point de départ de cet agent. Pour les mesméristes, le fluide magnétique est un agent universel existant dans la nature, que chacun de nous peut s'assimiler et rejeter à volonté; chaque organisme deviendrait ainsi, vis-à-vis de cet agent, tout à fait comparable à une bouteille de Leyde qu'on charge et décharge à son gré de fluide électrique. Pour tous les bons somnambules, pour les magnétisants vraiment observateurs, cet agent est purement une émanation propre du sang, dont le système nerveux est le conducteur dirigé par la volonté; cette émanation nervoso-sanguine est bien loin d'être la même chez tous; elle varie avec l'organisation propre à chacun, ce qui permet d'affirmer qu'il y a autant de fluides que d'individus.

Cette variété d'effets est justement ce qui donne la plus forte preuve de l'origine purement humaine de l'agent magnétique et lui ôte ce caractère de fait purement physique que lui attribuait Mesmer et que lui reconnaissent encore ses disciples. Si cet agent avait le caractère d'universalité que lui attribuait Mesmer, ses effets sur l'organisme auraient plus d'uniformité dans leur nature, et ne pourraient guère varier que par une question de degré dans l'intensité des effets produits. On sera tenté d'objecter que l'agent pourrait être le même et donner cependant des résultats variés, puisque l'instrument sur lequel il s'exerce, qui est l'organisme humain, est lui-même très-variable ; l'objection est spécieuse, car, dans ce cas, il faudrait nécessairement admettre que, plus ou moins, ce fluide devrait agir sur tout le monde ; c'est bien là, en effet, la prétention du mesmérisme, mais l'expérience de tous les jours la dément formellement. Cette supposition d'un fluide existant dans la nature, en dehors de notre organisation et obéissant cependant à notre volonté, est donc purement gratuite ; le bon sens, la logique des faits ne peuvent permettre de séparer les résultats de la volonté de notre propre identité, pas plus qu'on ne peut séparer le rapport qui rattache l'effet à la cause qui le produit. C'est là la grande erreur de Mesmer, et c'est par là que son système a péri ; mais, pour s'être trompé sur le point de départ, Mesmer n'a pu errer sur les faits produits, et c'est par ces faits que son nom et le magnétisme qu'il a su retrouver vivront toujours.

Dans les observations que j'ai données dans la première partie de ce travail, on a pu remarquer que la somnambule que je dirige a indiqué à plusieurs reprises, d'une manière exacte, le diagnostic, le pronostic et le traitement de la maladie dont étaient affectés les consultants, au moyen d'une chemise ou, préférablement, d'un gilet de flanelle porté pendant douze heures et hermétiquement enveloppé dans du papier blanc, par le consultant lui-même. L'un ou l'autre objet n'avait de vertu évidente, pour établir la communication magnétique, que par la transpiration du malade dont il était imprégné. Il y a, ce semble, dans ce fait si remarquable, la preuve directe bien concluante, que l'agent magnétique est une émanation propre du sang, puisque les sens du somnambule le retrouvent dans la transpiration, qui est bien incontestablement une production du sang, d'une manière suffisante pour rendre un compte exact de la maladie.

Ce fait est précieux sous d'autres rapports, car il pose l'obligation étroite de rejeter une foule d'hypothèses par lesquelles on a cherché à expliquer les phénomènes magnétiques et la lucidité ; il montre clairement que cet agent, étant une émanation directe du sang, est aussi le lien indispensable de la communication magnétique, qui ne peut être établie sans le rapport direct du somnambule avec le malade, ou sans l'intermédiaire d'un objet imprégné de sa transpiration ; il prouve d'une manière péremptoire que, s'il est l'agent unique et nécessaire par lequel se développe la lucidité, ce n'est pas lui cependant qui la crée, cette belle faculté ne se produisant que chez ceux qui en sont doués ; s'il en était autrement, tous les magnétisés devraient être lucides, ce qui malheureusement est bien éloigné de la vérité.

Cette remarquable et curieuse expérience ne permet plus d'expliquer les principales manifestations de la lucidité par la communication des pensées ou le retour dans l'esprit de choses oubliées et qui sont rappelées, par une opération qui nous est cachée, à la mémoire du somnambule, ou par une extension de la pénétration, etc., etc. Tout extraordinaire que paraisse la lucidité dans de semblables circonstances, il n'est pas possible d'en rattacher le développement à une cause surnaturelle, puisque, pour qu'elle ait lieu, il faut absolument que les conditions que j'ai le premier exposées d'une manière précise, et qui sont certes fort naturelles et d'une exécution assez triviale, soient très-fidèlement remplies. C'est donc le sang qui, sous l'influence de la volonté, donne naissance à l'agent magnétique; cet agent, qui est une véritable émanation nervoso-sanguine, un fluide humain, est bien la cause claire et directe du développement des phénomènes magnétiques et de la lucidité, chez les organisations privilégiées qui en sont susceptibles.

L'admission d'un fluide humain me paraît donc bien établie; elle repose sur les faits et l'expérience. Ce fluide humain, qui, sous l'influence de la volonté, produit chez les natures prédisposées les effets magnétiques les plus remarquables, donne, en dehors même de la volonté, des résultats très-appréciables, qui ne sont contestés de personne. Chacun de nous, en effet, a son atmosphère propre, qui se modifie toutefois à l'infini, selon l'état de santé ou de maladie, suivant le milieu qu'on habite, ou d'après la disposition morale du moment. Dans les agglomérations humaines,

l'homme nuit à l'homme, de l'aveu de tous les médecins. Quand de violentes passions agitent les grands
rassemblements, on voit de suite se former des groupes
sympathiques qui s'attirent les uns vers les autres et
qui se portent, pour les combattre, au-devant de groupes
contraires, qui se sont également rapprochés, sans
s'en rendre compte, pour répondre à la provocation.
Dans un salon, chacun de nous se sent entraîné à son
insu vers ceux qui lui sont sympathiques, et obéit
ainsi à ces impulsions instinctives, qui sont le secret
mobile des rapports sociaux. C'est un des caractères
de l'état magnétique d'être l'expression élevée et directe de ces entraînements irréfléchis de l'âme, qui la
portent à suivre ou à fuir ces impulsions instinctives,
irrésistibles souvent, d'attraction ou de répulsion, qui
la dominent à son insu, et parfois, malgré sa volonté.

Un état magnétique complet ne peut avoir lieu
qu'autant qu'il existe un accord parfait de volonté
entre le magnétiseur et le magnétisé; cette union de
volontés donne naissance à la lucidité, et met en jeu
cette élasticité remarquable propre à certains cerveaux,
et cette disposition des organes des sens à acquérir de
nouvelles perceptions. C'est ce nouveau rapport qui
s'établit entre le cerveau et ses interprètes, les sens,
qui est l'inconnu à dégager; car, en admettant, ce
qui est vrai, que ce soit le fluide humain qui opère
ce rapport et en est l'agent direct, la lucidité reste
toujours, comme la pensée, un mystère.

Nous n'avons pas encore la preuve physique du

fluide magnétique ; on n'a pu, du moins jusqu'ici, le présenter à l'état de molécule ou d'élément chimique, mais sa présence se révèle par les effets qu'il produit, et on ne peut pas plus contester son existence, que nier la relation qui lie l'effet à sa cause. Nous ne nions pas la vie et les nombreux phénomènes qui en dépendent, mais nous ne l'expliquons pas plus que le terme opposé, la mort, qui en est la négation. Le magnétisme, le somnambulisme lucide sont des formes particulières de la vie, leur cause ne peut donc être cherchée qu'en nous et dans un agent qui émane de nous ; comme toutes les causes premières, essentielles, elle est le secret de Dieu ou de l'avenir.

Cet état de l'âme, caractérisé par un développement de facultés nouvelles, est si étrange, si peu en rapport avec les manifestations habituelles de la vie, que nous sommes tentés, quand nous en constatons l'existence, de crier à la magie, au surnaturel, et que, pour l'expliquer, nous adoptons les hypothèses les plus absurdes, les moins acceptables, plutôt que de le rattacher à une cause naturelle. Cette cause existe, et, comme je crois l'avoir bien montré, existe en nous. Par un mystère, par un fait de création, qui n'a rien de plus extraordinaire en soi que la vie et ses formes variées, l'homme a la faculté de dégager par sa volonté une émanation spéciale du sang, qui a pour conducteur le système nerveux tout entier.

Cette émanation, si peu soupçonnée jusqu'ici, est une propriété particulière du sang, qui, modifiée à l'infini par les passions et les diverses organisations nerveuses, a pour effet, lorsqu'elle est absorbée par le magnétisé, de produire un état de l'âme tout particulier. Pour présenter un développement complet et être susceptible d'applications utiles et fécondes, cet état doit se produire par l'accord libre des deux volontés, dont l'une devient l'esclave soumise, mais volontaire de l'autre ; et l'esclave, ici, est l'âme qui acquiert de si brillantes et de si magnifiques facultés ; il semble que la Providence, en la dotant d'un don qui l'élève au-dessus des autres et d'elle-même, veuille l'avertir toutefois qu'elle reste humaine, en soumettant le développement de ses facultés à l'enchaînement volontaire de son plus bel attribut, de la volonté. C'est ce caractère de dépendance qui distingue surtout le somnambule lucide de l'extatique, dont l'épanouissement cérébral est tout spontané, et se trouve d'ailleurs privé de cette vision à travers les corps opaques et de cet instinct précieux des remèdes, qui distingue si éminemment le bon somnambule lucide. Voilà l'explication vraie, l'explication physiologique et psychologique du magnétisme et du somnambulisme lucide.

L'origine du fluide mesmérique est fausse, sans doute ; mais c'est un danger grave et une prétention folle, sans fondement sérieux, que d'admettre, comme agent des phénomènes magnétiques, l'intervention d'un esprit bienfaisant ou malfaisant, ange ou démon. Cette opinion erronée remonte aux premiers âges du monde ; elle a pris sa source et son appui dans l'ignorance des peuples, et ne peut trouver aujourd'hui d'explication que dans le triste intérêt de conserver des doctrines surannées, ou dans cette impuissance où nous sommes de donner une cause à ces phénomènes insolites, dont notre âme est le théâtre mobile et varié.

M. le marquis Eudes de Mirville a fait de cette déplorable erreur la base même d'un remarquable et volumineux mémoire, qu'il a adressé à l'Académie des sciences morales et politiques. Dans l'exposition et la discussion d'une question aussi délicate et aussi périlleuse pour l'esprit humain, l'auteur a fait preuve d'une grande érudition et d'un rare talent de dialectique. Il a, d'ailleurs, trouvé dans M. le baron Dupotet, qui est un des représentants les plus distingués du magnétisme en France, un auxiliaire important et bien inattendu. Pour mieux préciser la question, je vais faire comme M. le marquis de Mirville, citer les passages les plus saillants, ceux qui résument l'idée-mère de l'ouvrage de M. le baron Dupotet (magie dévoilée), qui prétend qu'il y a de la magie dans le plus petit fait magnétique, et qui entend par magie *l'assistance des puissances occultes.*

M. Dupotet a été tellement bouleversé par sa nouvelle découverte, qu'il avoue s'être senti pris d'une grande appréhension, en révélant aux hommes où repose l'esprit de Python, et il s'est même sérieusement demandé s'il était bien sage à lui de le révéler :

« Un instinct secret, dit-il, ma conscience, me crie que je fais mal de toucher à ces choses. » Ailleurs, il s'écrie : « J'ai senti les atteintes de cette redoutable puissance, le lien était fait, le pacte était consommé, une puissance occulte venait de me prêter son concours, s'était soudée avec la force qui m'était propre et me permettait de voir la lumière ; c'est ainsi que j'ai découvert le chemin de la vraie magie. »

Après s'être reconnu coupable et avoir confessé son gros péché, absolument comme les sorciers du moyen âge, M. le baron Dupotet brûle tout à fait ses vaisseaux, et il répond aux magnétistes rétrogrades, qui trouvent que tout est connu et semblent lui dire :

« Bah ! est-ce que tout n'est pas découvert ? que peut-il y avoir de plus ? — Il y a ce que vous n'avez pas deviné, car, marchant à tâtons, comme des colin-maillard, ce qui vous touchait, vous ne le voyez pas. Mais qu'est-ce donc enfin ? je vais livrer ce grand secret à votre pénétration. Par une sorte d'évocation mentale, par un appel mystérieux, l'esprit que vous évoquez ayant besoin, pour communiquer avec les mortels, de se servir des organes de ceux-ci, s'empare sans plus de façon de leur domicile et fait bientôt mouvoir les bras, les jambes »... Plus loin, il ajoute :

« En pratiquant ces œuvres, j'avoue que la peur me prit ; je vis des choses extraordinaires, des spectacles étranges, et je sentis en moi comme l'approche et le contact d'êtres invisibles encore ; j'avais toute ma raison, mon incrédulité même ne m'avait point quitté, je ne sais pourtant qui m'ôta le courage et fit naître en moi l'effroi. Je ne crois point au diable ;

mais je le dis sans réserve, mon scepticisme finit par être vaincu. Il est bien permis d'avoir un peu de frisson lorsque la maison tremble. » (*Magie dévoilée*, pages 147, 152, 153, 221.)

Il y a cette justice à rendre à M. Dupotet, qu'il ne se donne pas comme l'inventeur de la vraie magie ; il l'a simplement retrouvée et il faut que la trouvaille lui ait paru bien précieuse pour qu'elle ait triomphé de pareilles appréhensions. Voici de quelle manière il indique les sources de sa découverte.

« Mais, dit-il, comment ai-je trouvé cet art ? où l'ai-je pris ? Dans mes idées ? Non ! c'est la nature qui me l'a fait connaître. Comment ? En produisant sous mes yeux, sans que je les cherchasse d'abord, des faits indubitables de sorcellerie et de magie. En effet, qu'est-ce que le sommeil somnambulique ? Un résultat de la puissance magique. Qu'est-ce que la magnétisation à distance par la pensée et sans rapports, si ce n'est encore l'action exercée par les bergers ou les sorciers. Ce que vous appelez fluide nerveux, magnétique, extase, les anciens l'appelaient puissance occulte de l'âme, sujétion, envoûtement. » (*Magie dévoilée*, pages 50, 51).

Il est triste de voir M. Dupotet, dont le talent est, à tant d'égards, des plus remarquables, et qui a montré un courage moral à toute épreuve dans les luttes mémorables qu'il a soutenues pour le magnétisme, contre la science officielle coalisée contre lui et ses partisans chaleureux et dévoués ; il est triste, dis-je, et bien regrettable de lui voir perdre, par une œuvre semblable (je parle de la *Magie dévoilée*), auprès des esprits droits et éclairés, le bénéfice d'une vie scientifique honorablement et laborieusement remplie. Il eût beaucoup mieux fait de s'en tenir aux errements de l'immortel Mesmer, dont le véritable titre de gloire est justement d'avoir su dégager le magnétisme des voiles épais et mensongers dont l'avaient recouvert les prêtres de la théocratie païenne, et l'ignorance crédule des sorciers du moyen âge. S'il avait mieux compris le grand mérite de Mesmer, il n'aurait pas eu la malheureuse pensée de vouloir transformer les magnétisants, et lui tout le premier, les somnambules, les extatiques, en misérables sorciers du moyen âge ou en suppôts de Satan. Si M. Dupotet avait eu présente à sa pensée l'histoire récente de son art, il se serait rappelé par quelles sages paroles et avec quelle noble et chaleureuse indignation le vertueux Deleuze repoussait de son temps une assimilation aussi étrange que fausse, en répondant à l'ouvrage de l'abbé Wurtz, sur les *Superstitions des philosophes*.

J'ai indiqué, au début de ce travail, quel était le véritable caractère des pythonisses de l'antiquité païenne; personne n'ignore ce qu'étaient les malheureux sorciers du moyen âge; cela est biensuffisant pour indiquer les vicissitudes et les transformations nombreuses d'un même phénomène étrange, mystérieux, insolite si l'on veut, mais naturel pourtant, purement humain, et n'ayant perdu son caractère véritable que dans les er-

admettre et ne croirai jamais que lorsque M. Dupotet soulage et guérit, que lorsqu'il montre dans ses intéressantes séances dominicales les effets curieux de l'homme sur l'homme, il se fasse le suppôt de Satan, qu'il en soit l'esclave complaisant ou servile.

Dans cette étrange manière d'interpréter la cause des phénomènes magnétiques, somnambuliques et extatiques, on ne peut voir qu'une véritable hallucination, et non une opinion sérieuse. Cette hallucination, particulière à quelques esprits, a menacé de devenir collective pendant un moment, et présente par là un danger dont il est nécessaire de prévenir les conséquences possibles ; le meilleur moyen d'y arriver est d'être bien pénétré du caractère naturel, purement humain des faits magnétiques. L'entreprise ne sera pas difficile, car je suis bien assuré que tous les magnétisants sérieux, que toutes les personnes honorables et sensées qui se livrent avec intérêt à l'étude du magnétisme, du somnambulisme lucide et de l'extase, ne voudront passer pour des suppôts de Satan ; elles repousseront de toute la hauteur de leur dédain et de leur dignité une pareille interprétation, une assimilation aussi grotesque : magnétisants et magnétisés n'ont mérité ni l'excès d'honneur ni l'indignité que M. Dupotet veut bien leur attribuer. Ce sont de simples mortels qui ont pris leur tâche au sérieux, cherchent à la remplir au mieux de leurs efforts, et qui pensent pouvoir user, sans offenser la religion et sans trouble pour leur conscience, des facultés dont il a plu à Dieu

de les douer. Ces facultés sont un fait, et si les explications que j'en ai données ne sont pas acceptées, bien
qu'elles soient fondées sur l'observation exacte et attentive des phénomènes, il serait plus simple et plus
vrai de les abandonner que de chercher à faire admettre une cause fausse, dangereuse et de nature à
éloigner de l'étude des faits magnétiques les esprits
sensés, qui n'aiment rien de ce qui paraît avoir quelque rapport avec les anges ou le démon.

M. Dupotet a rendu de grands services à la cause du
magnétisme, et on doit lui tenir compte surtout de
ses généreux efforts, de son infatigable patience à provoquer de toutes les manières l'attention des hommes
sérieux sur les faits magnétiques ; mais, pour l'honneur de la science qui a fait sa vie, il ferait bien d'en
revenir au point de départ de toute science, à l'observation intelligente et raisonnée des faits. Si M. Dupotet avait le noble courage de rétracter une déplorable erreur, il retrouverait l'intérêt sympathique de
tous ceux qui l'ont suivi d'un œil attentif dans les
nobles luttes de sa carrière, et il ne courrait plus le
risque d'aventurer le magnétisme sur la voie fatale
où ses ennemis les plus dangereux ont toujours cherché à l'entraîner. Mieux que personne, il ne peut
ignorer que le magnétisme, malgré ses nombreuses
et brillantes conquêtes, en est encore à la période
militante. Pense-t-il sérieusement lui donner de bons
soldats, d'habiles défenseurs, avec des recrues qui auraient fait un pacte avec Satan ?

M. Cahagnet tient depuis longtemps de miraculeuses et saintes conversations avec les anges et les esprits, c'est certainement bien plus séduisant; cependant son somnambulisme swendenborgien n'a pas fait fortune, malgré les secours que sont venus lui prêter les tables parlantes et leurs interprètes spirituels, les *médiums*. M. Dupotet a déjà répondu qu'il est convaincu et que le sentiment ardent de la vérité a pu seul lui arracher son terrible aveu. Si réellement il en est là, l'hallucination est bien complète et ressemble trait pour trait à celle de ces malheureux sorciers du moyen âge, qui, au milieu des flammes du bûcher qui les consumait, confessaient énergiquement, jusqu'au dernier moment, leur foi inébranlable au pacte fait avec le démon.

L'homme, dit Pascal, *n'est absolument ni ange ni bête; le malheur est que, quand il veut faire l'ange, il fait la bête*. Quand le courant de l'épidémie morale qui emporte le siècle trouble encore tant d'esprits malades, il est utile, il est salutaire, c'est surtout un devoir de conscience de rappeler ces paroles de Pascal. Par sa nature immortelle, ses destinées dans l'infini, l'âme est divine; mais tant qu'elle est liée au corps, ses manifestations sont naturelles, purement humaines, et ne peuvent avoir d'accès dans le monde surnaturel. Je ne trouve pas que l'âme agrandie du somnambule, de l'extatique, soit au fond plus étrange, plus extraordinaire que celle des génies qui ont ouvert des routes nouvelles dans le domaine des arts et des sciences. Nous sommes moins habitués aux manifestations de la lucidité, parce qu'elle est plus rare, et par là, l'impression que nous en éprouvons est plus vive, plus saisissante. Le grain de blé qui germe, le gland de chêne qui devient dans la suite un arbre magnifique, me paraissent au fond aussi inexplicables que l'acte de ma volonté, qui non-seulement fait mouvoir mes membres, mais fait encore agir le bras du sujet que j'ai biologisé.

Dans l'impression des phénomènes qui ont lieu autour de nous et au sein de notre propre organisation, il y a une pure question d'habitude ; quand nous sommes familiarisés avec un fait, si étourdissant qu'il nous ait paru au début, nous le trouvons simple et naturel, et si nous voyons autour de nous quelqu'un s'en étonner, nous sommes tentés, oubliant nos premières impressions, de traiter sa surprise d'ignorance ou, tout au moins, de singularité. Tout le monde connaît à cet égard l'histoire de cet ambassadeur hollandais à la cour de Siam, lequel avait su conquérir les bonnes grâces du roi en lui contant spirituellement les particularités du climat et des mœurs de la Hollande. L'ambassadeur eut un jour la malheureuse idée de raconter au roi que pendant l'hiver on pouvait se promener à pied et en carrosse sur la mer de Harlem, solidifiée par le froid. Le fait parut si impossible et si extraordinaire au roi, qu'il fut pris d'abord d'un fou rire. Son accès d'hilarité s'étant un peu calmé, voyant l'ambassadeur affirmer sérieusement le fait, il se crut mystifié, la colère lui monta au visage, et, se tournant vers le pauvre ambassadeur, il lui adressa ces violentes et cruelles paroles : « Je vous avais pris jusqu'ici pour un homme aimable et pour un honnête homme, monsieur l'ambassadeur, mais je vois aujourd'hui que vous n'étiez qu'un imposteur, et je vous chasse pour toujours de ma présence. »

Tout en s'emparant habilement et avec beaucoup de vivacité des singuliers aveux de M. Dupotet, M. de Mirville a compris cependant que les faits de simple tion. Après une étude attentive et froide, je crois cependant qu'on peut expliquer les faits relatifs aux lieux fatidiques, par le magnétisme et l'admission d'une émanation terrestre, agissant comme un poison spécial sur le système nerveux, qui éprouve un trouble, une perversion étrange, singulière, mais qui n'a rien de plus insolite que la perturbation nerveuse plus ou moins violente et profonde que produisent la plupart des poisons, ou une forte émotion de l'âme, une grande exaltation morale.

Quant aux faits de magnétisme transcendant, dont l'histoire des possessions des religieuses de Loudun, des trembleurs des Cévennes et des convulsionnaires de Saint-Médard au tombeau du diacre Pâris, nous donne des tableaux aussi tristes que lamentables, ils offrent tous ce caractère commun de servir de point d'appui et de levier à une idée dominante de l'époque, idée qui, en personnifiant les sentiments intimes du moment, s'est emparée vivement des imaginations, qui en ont été profondément ébranlées sous l'influence d'une surexcitation des passions. Il y a dans ces désolantes histoires des scènes douloureuses, humiliantes, qui ne sont que les symptômes d'une véritable épidémie morale, qui a porté sur l'économie nerveuse une perturbation tellement violente et profonde, que les lois physiques et morales de l'homme en sont totalement changées et complétement bouleversées.

Le rôle du moral chez l'homme est aussi considérable, sinon supérieur dans ses effets, que celui de la matière elle-même, et ces épidémies morales, inouïes, désolantes pour l'orgueil humain, ne me laissent pas plus troublé et surpris, dans leurs effroyables effets sur le système nerveux et l'intelligence, que ces épidémies de pestes, de typhus, de fièvre jaune, de choléra, qui troublent et désorganisent comme la foudre notre économie matérielle, emportant des populations entières, et qui, après avoir ravagé le monde à plusieurs reprises, disparaissent comme elles sont venues, sans cause appréciable, en laissant la science aussi peu avancée qu'à leur apparition première, soit pour les prévenir, soit pour les combattre. Dans ses jours de colère et de châtiment, la Providence nous montre des douleurs et des désordres dont l'expression symptomatique est aussi variée et aussi complexe qu'elle est parfois grande et terrible ; Dieu a des exemples pour nous humilier comme pour nous faire trembler, et nous avertir que cette vie n'est que néant.

La théorie des esprits et de leurs manifestations fluidiques de M. de Mirville est féconde en conséquences graves et dangereuses, que je n'ai pas à apprécier ici : ses erreurs sont palpables et ne soutiennent pas l'examen d'un esprit droit et sensé. Ses dangers se sont révélés déjà d'une manière désastreuse, à propos de cette question si curieuse, mais pourtant si simple au fond, des tables tournantes et parlantes, dans cette prétention déplorable à donner une cause surnaturelle et démoniaque à cette curieuse épidémie morale, dont les esprits frappeurs d'Amérique ne seraient que le prélude et les tristes avant-coureurs. En admettant la théorie que j'ai donnée des faits magnétiques, ce phénomène des tables se réduit à un simple fait de physiologie et de dynamique ; ce phénomène est fondamental, car il est mixte et nous ouvre des perspectives inattendues sur la puissance qu'exerce la volonté sur la matière.

La volonté développe sur les tables des effets qui ont une analogie étroite avec ce qui a lieu chez les personnes douées d'imprégnation magnétique. Les pores de la table, en contact avec les mains d'une ou plus habituellement d'un certain nombre de personnes, se chargent d'émanations humaines qui lui communiquent une vie passagère et une force dynamique très-appréciable, qui dure aussi longtemps que la volonté des personnes qui les mettent en jeu ; les tables tournent, parlent, se font l'écho des pensées des opérateurs, convergeant tous vers un but précis, déterminé, et suivent, soit en tournant, soit en parlant, le mouvement qui leur est imprimé par l'accumulation dans leurs pores de l'agent dont la volonté est le directeur souverain.

La volonté est l'âme, la vie de tous ces phénomènes ; sans volonté, point de tables tournantes et parlantes, point de magnétisme, point de somnambulisme lucide. Comme cette volonté nous est bien propre, qu'elle est notre plus bel apanage, il est aussi dangereux que ridicule de faire intervenir les esprits dans les manifestations qu'elle provoque. Quand le fait des tables tournantes et parlantes sera bien étudié et bien compris, le magnétisme sera compris et admis, car il n'est qu'un des mille phénomènes, une des nombreuses conséquences que produit le fluide humain.

On me trouvera peut-être bien bref sur cette intéressante question des tables tournantes, mais M. le comte Agénor de Gasparin a si parfaitement décrit et indiqué la cause de ce curieux phénomène, il l'a établi sur des preuves si concluantes, que je craindrais d'empiéter sur le domaine qu'il a si magnifiquement créé. Je me fais un plaisir et un devoir de renvoyer le lecteur au remarquable ouvrage qu'il a écrit *sur les tables tournantes, le surnaturel en général et les esprits*. (Chez Dentu, libraire, Palais-Royal, 1854.)

CHAPITRE III.

DU SOMMEIL ET DES RÊVES.

Dans une de ses conférences à Notre-Dame de Paris, (mars 1847), le révérend père Lacordaire prononçait sur le somnambulisme magnétique ces magnifiques paroles :

« Oui, par une préparation divine contre l'orgueil du matérialisme, dit l'éloquent dominicain, par une insulte à la science qui date du plus haut qu'on puisse remonter, Dieu a voulu qu'il y eût des forces irrégulières, irréductibles à des formes précises, presque incontestables par les procédés scientifiques. Il l'a voulu, afin de montrer aux hommes tranquilles dans les ténèbres des sens, qu'en dehors même de la religion il restait en nous des lueurs d'un ordre supérieur, des demi-jours effrayants sur le monde invisible, une sorte de cratère par où notre âme, un moment échappée aux liens terribles du corps, s'envole dans des espaces qu'elle ne peut sonder, dont elle ne rapporte aucune mémoire, mais qui l'avertissent assez que l'ordre présent cache un ordre futur, devant lequel le nôtre n'est que néant.

« Plongé dans un *sommeil factice*, l'homme voit au travers des corps opaques, à certaines distances ; il indique des remèdes propres à soulager et même à guérir les maladies du corps ; il paraît savoir des choses qu'il ne savait pas et qu'il oublie au moment du réveil ; il exerce par sa volonté un grand empire sur ceux avec lesquels il entre en communication magnétique. »

L'admirable orateur sacré assimile l'état de somnambulisme lucide à un *sommeil factice* ; il sent vaguement que cet état, qu'il caractérise en termes si remarquables, ne peut répondre à l'idée générale que nous nous formons du sommeil. L'étude approfondie que nous venons de faire des facultés somnambuliques a déjà dû prouver au lecteur attentif qu'un état, dont le caractère dominant est une exagération des fonctions cérébrales, ne devrait pas éveiller l'idée du sommeil et ne peut sérieusement lui être assimilé.

L'étude et la connaissance incomplètes des facultés de l'âme qui entrent en jeu dans l'état de somnambulisme lucide ont pu seules faire comparer au sommeil cette torpeur étrange, toute spéciale, qui, sous l'influence du fluide humain, fait fermer les yeux du somnambule et amène un engourdissement momentané du corps. Cet effet si remarquable marque la transition à une nouvelle forme de la vie, car cet engourdissement a une durée très-courte, et fait place presque immédiatement à cet état particulier qui ajoute aux facultés de la veille celles qui sont propres au somnambulisme lucide. Le but de ce chapitre est de marquer d'une manière plus nette, mieux tranchée, la différence radicale qui sépare le sommeil et les rêves de l'état de somnambulisme magnétique.

Nous venons de voir dans le somnambulisme lucide l'âme douée de facultés merveilleuses et nouvelles qu'on ne rencontre dans aucun autre mode de l'existence, et qui éblouissent tellement l'esprit, qu'il se refuse presque à les admettre; il a besoin, à cet égard, de preuves positives, irrécusables, qui se présentent heureusement à l'observation de ceux qui les cherchent sérieusement. Nous allons voir, dans ce chapitre, les facultés de l'âme donner des manifestations incomplètes dans le rêve, et nulles dans le sommeil profond.

Le sommeil peut être complet ou parfait, incomplet ou imparfait.

Le sommeil profond ou complet est le repos et la suspension de l'exercice de tous les sens extérieurs et de toutes les facultés cérébrales, ou de la vie de relation. Ce sommeil bienfaisant et réparateur, dont nous avons tous besoin à des degrés divers, et que ceux qui en sont privés appellent si ardemment, ne présente aucune trace de manifestations de l'intelligence ; il est sans rêves.

Le sommeil imparfait ou incomplet est le repos ou la suspension partielle de l'exercice des sens extérieurs et des facultés cérébrales, aussi est-il toujours accompagné des manifestations particulières de l'intelligence, qui ont reçu le nom de songes ou rêves ; ces rêves tirent leur caractère particulier de l'exercice anormal, irrégulier des sens et des facultés cérébrales qui entrent en jeu, dans des proportions plus ou moins marquées.

Cette manière d'envisager le sommeil me paraît exacte, et sa justification sortira, je l'espère, pleine et entière des développements dans lesquels je vais entrer. Toutefois, je crois utile, pour mieux fixer l'étendue et la portée de la question, de préciser la signification que donnent au sommeil les physiologistes, d'une part, les psychologues, de l'autre. Notre vie se poursuit d'une manière continue à travers le sommeil et la veille, qui composent les deux phases alternatives de notre existence, et il est bien peu concevable que la physiologie, comme la psychologie, soient toutes deux à peu près muettes sur ce phénomène si remarquable du sommeil.

Cabanis, Darwin et les physiologistes qui les ont précédés, n'indiquent rien de net et de précis sur cette phase de la vie ; il faut arriver à Bichat pour trouver quelques notions sérieuses, vraiment scientifiques. Bichat part d'une distinction capitale, il conçoit notre existence composée de la vie de plante ou organique et de la vie animale ou de relation. Il admet, ce qui est très-vrai, que notre vie de plante se poursuit toujours d'une manière continue, depuis l'état embryonnaire jusqu'à la mort, tandis que la vie de relation s'interrompt alternativement, dans un cercle tracé, de manière à présenter une intermittence qui en forme le caractère et la loi. Bichat réduit en conséquence le sommeil à n'être qu'une lacune dans la vie animale, une intermittence, comme il la nomme, et c'est si bien là le fond de sa pensée, qu'il trouve que nous vivons plus de la vie organique que de la vie animale : « En effet, dit-il, la somme des périodes d'intermittence de celle-ci est presque à celle de ses temps d'activité dans la proportion de la moitié, en sorte que nous vivons au dedans presque le double de ce que nous vivons au dehors. »

Cette idée, grande et vraie, de la distinction des deux vies qui sont en nous, due au génie de Bichat, n'a pas été assez remarquée et est restée sans développements utiles ; pour fixer l'état de la question telle qu'elle existe aujourd'hui, je transcris textuellement ce qu'a écrit sur le sommeil M. Magendie, un de nos physiologistes les plus sagaces, celui qui est en possession de l'autorité la plus haute, la mieux conquise.

« Lorsque l'état de veille s'est prolongé seize ou dix-huit heures, dit M. Magendie (*Précis de physiologie*), nous éprouvons un sentiment général de fatigue et de faiblesse, nos mouvements deviennent plus difficiles ; nos sens perdent leur activité, l'intelligence elle-même se trouble, reçoit avec inexactitude les sensations et commande avec difficulté à la contraction musculaire. A ces signes nous reconnaissons la nécessité de nous livrer au sommeil, nous choisissons une position telle qu'il faille peu ou point d'efforts pour la

conserver ; nous recherchons l'obscurité et le silence, et nous nous abandonnons à l'assoupissement.
L'homme qui s'assoupit perd successivement l'usage
de ses sens. C'est d'abord la vue qui cesse d'agir par
le rapprochement des paupières ; l'odorat ne s'endort
qu'après la vue, l'ouïe qu'après l'odorat, et le tact
qu'après l'ouïe. Les muscles des membres se relâchent
et cessent d'agir avant ceux qui soutiennent la tête, et
ceux-ci avant ceux qui soutiennent l'épine. A mesure
que ces phénomènes se passent, la respiration devient
plus lente et plus profonde, la circulation se ralentit,
plus de sang se porte à la tête, la chaleur animale
baisse, les diverses sécrétions deviennent moins abondantes.

« Cependant l'homme plongé dans cet état n'a point
encore perdu le sentiment de son existence, il a conscience de la plupart des changements qui se passent
en lui, des idées plus ou moins incohérentes se succè-
dent dans son esprit ; enfin, il cesse de sentir entièrement qu'il existe, il est endormi.

« Pendant le sommeil, la respiration et la circulation
sont ralenties, ainsi que les diverses sécrétions ; par
suite la digestion se fait avec moins de promptitude.
J'ignore sur quel fondement plausible la plupart des
auteurs disent que l'absorption seule acquiert plus
d'énergie ; puisque les fonctions nutritives continuent
pendant le sommeil, il est évident que le cerveau n'a
cessé d'agir que comme organe de l'intelligence et de
la contraction musculaire, et qu'il continue d'influen-

cer les muscles de la respiration, le cœur, les artères, les sécrétions et la nutrition.

« Le sommeil est dit profond, quand il faut employer des excitants un peu forts pour le faire cesser ; il est léger, quand il cesse promptement.

« Tel qu'il vient d'être décrit, le sommeil est complet, c'est-à-dire qu'il résulte de la suspension d'action des organes de la vie de relation et de la diminution d'action des fonctions nutritives. Mais il n'est pas rare que plusieurs organes de la vie de relation conservent leur activité pendant le sommeil, comme il arrive quand on dort debout. Il est fréquent aussi qu'un ou plusieurs sens restent éveillés et transmettent au cerveau des impressions que celui-ci perçoit. Il est encore plus fréquent que le cerveau prenne connaissance de diverses sensations internes qui se développent pendant le sommeil, telles que besoins, désirs, douleur, gêne, etc.; l'intelligence elle-même peut s'exercer chez l'homme endormi, soit d'une manière irrégulière et incohérente, comme dans la plupart des rêves, soit d'une manière conséquente et régulière, comme cela se rencontre chez quelques individus heureusement organisés.

« La direction que prennent les idées dans le sommeil, la nature des rêves, dépendent beaucoup de l'état des organes. L'estomac est-il surchargé d'aliments indigestes, la respiration est-elle difficile par la position du dormeur ou par toute autre cause, les rêves sont pénibles, fatigants. La faim se fait-elle sentir, on rêve qu'on se repaît d'aliments agréables. Est-ce l'appétit vénérien, les rêves sont érotiques. Les occupations habituelles de l'esprit n'ont pas moins d'influence sur le caractère des songes : l'ambitieux rêve de ses succès ou de ses disgrâces, le poëte fait des vers, l'amant voit sa maîtresse. C'est parce que le jugement s'exerce quelquefois dans toute sa rectitude, durant les rêves relatifs aux événements futurs, que dans des temps d'ignorance on a accordé aux songes le don de la divination.

« Rien de plus curieux dans l'étude du sommeil que l'histoire des somnambules. Ces individus, d'abord profondément endormis, se lèvent tout à coup, s'habillent, entendent, voient, parlent, se servent de leur main avec adresse, se livrent à différents exercices, écrivent, composent, puis se remettent au lit, et ne conservent à leur réveil aucun souvenir de ce qui leur est arrivé. Quelle différence y a-t-il donc entre un somnambule de cette espèce et un homme éveillé? Une seule bien évidente : l'un a conscience de son existence, l'autre en est privé.

« Nous n'irons pas, à l'exemple de certains auteurs, rechercher la cause prochaine du sommeil et la trouver dans l'affaissement des lames du cerveau, l'afflux du sang au cerveau, etc., etc. Le sommeil, effet immédiat des lois de l'organisation, ne peut dépendre d'aucune des causes physiques de ce genre. Son retour régulier est une des circonstances qui contribuent le plus à la conservation de la santé. Sa suppression, pour peu qu'elle se prolonge, a souvent des inconvénients graves, et dans tous les cas ne peut être portée au delà de certaines limites.

« La durée ordinaire du sommeil est variable ; en général, elle est de six heures. Les fatigues du système musculaire, les fortes contentions d'esprit, les sensations vives et multipliées le prolongent, ainsi que l'habitude de la paresse, l'usage immodéré du vin ou d'aliments trop substantiels. L'enfance et la jeunesse, dont la vie de relation est très-active, ont besoin d'un repos plus long ; l'âge mûr, plus avare du temps et plus tourmenté de soucis, s'y abandonne moins. Les vieillards présentent deux modifications opposées, ou bien ils sont dans un état de somnolence presque continuelle, ou bien ils dorment peu et d'un sommeil très-léger, sans qu'il faille en trouver la raison dans la prévoyance qu'ils ont de leur fin prochaine.

« Par un sommeil paisible, non interrompu et restreint dans les limites convenables, les forces se réparent et les organes récupèrent l'aptitude à agir avec facilité. Mais si des songes pénibles, des impressions douloureuses troublent le sommeil, ou simplement s'il est prolongé outre mesure, loin d'être réparateur, il épuise les forces, fatigue les organes et devient quelquefois l'occasion de maladies graves, telles que l'idiotisme et la folie. »

Il est facile de s'apercevoir que M. Magendie ne va pas plus loin que Bichat dans l'étude du sommeil, dont il trace d'ailleurs une analyse exacte ; il n'y voit qu'une intermittence, une suspension de la vie de relation ;

pas plus que Bichat, il n'a songé à combler le vide qui existe dans l'explication du phénomène du sommeil ; car, en allant au fond des choses, il est absolument impossible de comprendre qu'une intermittence de fonctions puisse expliquer le travail réparateur propre au sommeil, travail qui, en somme, en fait l'essence et le but. Je m'endors épuisé de fatigues morales et physiques, je me réveille, la pensée active, cherchant déjà ses éléments favoris de travail, le corps plein d'énergie, de force et d'une vie qui semble nouvelle ; faudra-t-il sérieusement admettre que cet important et merveilleux résultat soit dû à une suspension, à une intermittence variable de durée des fonctions de la vie de relation ? Bichat a certainement très-bien saisi la distinction des deux vies qui sont en nous, mais il n'en a pas compris l'unité, car il ne l'indique même pas. Comme tous les physiologistes, il n'a vu dans le sommeil que ce qu'y voient le vulgaire et les grammairiens de l'Académie, un repos.

Incontestablement il y a autre chose qu'un repos des organes de la vie de relation dans le phénomène du sommeil, car non-seulement les organes se reposent, mais, comme le dit M. Magendie, ils récupèrent leurs facultés à agir avec facilité. Il se passe donc là un fait immense, un véritable fait de création, dont le mystère nous échappe complétement. En creusant, toutefois, la pensée de Bichat, en se rendant bien compte des idées qu'il a émises sur les propriétés diverses des tissus organiques et sur leur mode de génération dans les évolutions continuelles et variables de l'économie animale, on arrive à penser, avec quelque fondement de certitude, que le stimulant de la vie organique doit être placé dans le système nerveux ganglionnaire tout entier et la substance grise du centre encéphalo-rachidien, qui semble n'en être qu'une extension, tandis que le stimulant de la vie animale ou de relation aurait son siége dans la substance blanche du centre encéphalo-rachidien et de ses rameaux nerveux. Le lien de ces deux vies, si différentes dans le but qu'elles sont appelées à remplir, serait dans le sang, dont les réactions multiples, à l'infini, expliqueraient, avec les diverses aptitudes nerveuses, ces variations du corps et de l'âme, qui seront l'éternel sujet des profondes études du médecin et du philosophe.

Les psychologues ont imité d'une manière frappante le silence des physiologistes sur le sommeil, les deux sciences ont suivi à cet égard une marche par trop parallèle. L'antiquité s'était beaucoup occupée des songes et surtout de leur explication appliquée à la divination, mais fort peu du sommeil. Bacon, le grand penseur, cite avec approbation le mot d'Alexandre, qui ne voyait dans le sommeil qu'un temps d'arrêt fatal, imprimé tous les jours à la marche de sa vaste et immense ambition, une sorte de nantissement donné à la mort. *In veritatem non vulgarem incidit Alexander, quum somnum et Venerem mortis arrhabones esse dixit.* Montaigne, qui avait si bien lu et approfondi toute l'antiquité, n'avait retiré d'autre fruit de ses recherches que la pensée que nous pourrions vivre sans dormir. « Et à ce propos, dit-il, les médecins adviseront si le dormir est si necessaire que la vie en despende, car nous trouvons bien qu'on fit mourir le roi Perseus de Macédoine, lui empeschant le dormir ; mais Pline en allègue qui ont vécu long-temps sans dormir ; chez Hérodote, il y a des nations auxquelles les hommes dorment et veillent par demi-années, et ceux qui escrivent la vie du sage Epimé-nides disent qu'il dormit cinquante-sept ans de suite. » (*Essais*, liv. I, ch. XLV.)

Dans le profond traité de Bossuet *de la Connaissance de Dieu et de soi-même*, voici tout ce qu'on trouve sur le sommeil : « Quand les esprits sont épuisés à force d'agir, les nerfs se détendent, tout se relâche, l'animal s'endort et se délasse du travail et de l'action où il est sans cesse pendant qu'il veille. » A coup sûr, si quelque travail, non-seulement important, mais dignement seulement de quelque attention, avait été fait dans l'antiquité sur le sommeil, il n'aurait certainement pas échappé à la sagacité et à l'érudition consommée de penseurs tels que Bacon, Montaigne, Bossuet, qui la connaissaient si parfaitement ; il est triste de remarquer qu'à cet égard ils n'étaient pas plus avancés que les anciens.

Pour Descartes, le sommeil dépendait absolumeut du corps, l'âme n'y était pour rien, le cerveau était plus ou moins ouvert aux esprits animaux ; quand ses pores se serraient, quand il se plissait sur lui-même, les esprits, dissipés d'ailleurs par la veille, ne venaient plus toucher l'âme placée dans la glande pinéale, et c'était le sommeil. Quand, au contraire, le cerveau se distendait de manière à faciliter aux esprits animaux, renouvelés d'ailleurs par le sommeil, le passage dans sa substance, l'âme commençait de nouveau à sentir, et c'était la veille. Quoique remarquable à bien des égards, cette opinion de Descartes est d'autant plus singulière, qu'il n'ignorait par le rôle de l'âme sur le corps, comme il est facile de s'en convaincre par la lecture de son traité des *Passions de l'âme*, tandis que dans l'étrange théorie qu'il donne du sommeil, il établit une distinction fondamentale entre l'âme-pensée et le corps-matière.

Leibnitz et Spinosa surtout se sont attachés à chercher le trait d'union entre ces deux termes de la dualité cartésienne ; mais leur travail là-dessus étant purement métaphysique, on ne peut trouver que chez Wolf, leur fidèle interprète, la pensée de ces deux grands maîtres sur le sommeil : « Il nous arrive régulièrement, dit Wolf (*Traité de psychologie*, ch. VI), d'éprouver que toutes les sensations et les idées de l'imagination qu'elles excitent, cessent et suspendent toute leur impression à cet égard, et que nous n'avons plus aucun sentiment ni des unes, ni des autres. La vérité de cette proposition est évidente, et n'a pas besoin d'être démontrée. Cet état, où tout ce qu'il y a de sensations claires vient à cesser avec le sentiment des objets présents, est ce qu'on appelle le sommeil, et cette sensation est entière, *en sorte qu'il ne nous reste aucun sentiment de rien*; on le nomme sommeil profond. Comme le moment de la cessation de ces sensations claires fait le commencement de notre sommeil, ainsi le retour de ces mêmes sensations marque l'instant de notre réveil. » Voici l'explication qu'il donne du rêve :

« On demande, dit-il, si tous ces jeux de nos songes, si tous ces changements qui y surviennent, ont une raison suffisante. Oui, d'abord si on les considère du côté de l'âme qui les produit, et qui ne joint une image à une autre que parce qu'elle les a vues réunies auparavant ; en second lieu quant aux objets, bien que notre âme ait perçu deux objets en même temps, et que l'imagination lui en présente toujours les idées ensemble ; il ne s'ensuit pas néanmoins que ces objets dans la réalité actuelle ne puissent être séparés ; mais il ont été réunis en effet, et ce rapport qu'ils ont eu et qui s'est imprimé en nous est la raison suffisante du rêve. »

L'école de Gassendi et de Locke admet, comme Wolf, contrairement à l'opinion de Descartes, que l'âme dort pendant le sommeil. Locke exprime cette pensée en termes bien positifs et extrêmement remarquables :

« Certains philosophes soutiennent, dit-il, que l'âme pense toujours, ou qu'elle a une perception actuelle d'idées aussi longtemps qu'elle existe, et, par conséquent, que la pensée actuelle est aussi inséparable de l'âme que l'étendue l'est du corps; mais pourquoi serait-il plus nécessaire à l'âme de penser toujours, qu'il ne l'est au corps d'être toujours en mouvement? Car, je pose que la perception des idées est à l'âme ce que le mouvement est au corps; c'est-à-dire que cette perception ne fait pas l'essence de l'âme, mais qu'elle n'en est qu'une opération; d'où il s'ensuit que, bien que la pensée soit l'action la plus propre de l'âme, il n'est pas nécessaire qu'elle pense toujours, ni qu'elle soit toujours en action. C'est là, peut-être, le privilége de l'auteur de toutes choses; infini dans ses perfections, il ne dort pas, il ne sommeille jamais. Cette qualité de penser tonjours ne saurait convenir à un être fini; nous savons par l'expérience que nous pensons quelquefois, c'est donc une conséquence infaillible d'en inférer qu'il y a en nous une substance qui pense; mais, de savoir si cette substance pense continuellement ou non, c'est de quoi nous ne pouvons être assurés qu'autant que l'expérience nous l'apprend. Je voudrais bien demander à ceux qui prononcent si hardiment que l'âme pense toujours, comment ils le savent, et par quel moyen ils peuvent être assurés qu'ils pensent au moment où ils n'aperçoivent pas leur pensée? Ce qu'ils peuvent répondre de plus plausible, c'est qu'il est probable que l'âme pense toujours, quoique peut-être elle ne conserve pas toujours le souvenir de toutes ses pensées. Mais n'est-il pas également possible qu'elle ne pense pas toujours? N'est-il pas plus probable de dire que quelquefois elle ne pense pas, que de dire qu'elle pense toujours pendant un temps considérable, sans qu'elle puisse pourtant, un moment après, se rappeler aucune de ses pensées ? » (*Essai*, liv. I.)

Au livre III, chapitre ı, Locke définit ainsi les modalités de l'âme :

« Quand les objets extérieurs font quelque impression sur nos corps, dit-il, et causent une perception en nous, c'est sensation. Quand une idée revient dans l'esprit, sans que l'objet qui l'a fait naître agisse sur les sens, c'est réminiscence ; si l'esprit la cherche dans la mémoire. et qu'il se la rappelle après quelques efforts, c'est recueillement ; s'il s'y applique attentivement, c'est contemplation ; s'il la laisse flotter avec lui sans s'y arrêter, c'est rêverie ; l'examiner et ensuite l'enregistrer dans sa mémoire, c'est attention ; se fixer sur une idée et la considérer sur tous les côtés, c'est étude ou contention d'esprit. Le sommeil, quand on ne fait aucun songe, est la cessation de toutes ces choses, et faire des songes c'est avoir la perception de quelques idées, que l'entendement ne choisit et ne dirige point, et qui ne sont suggérées ni par aucun objet du dehors, ni par aucune cause connue. L'extase, ne serait-ce pas faire des songes les yeux ouverts ? »

M. Jouffroy exprime de la manière suivante une opinion diamétralement opposée à celle de Locke :

« Je n'ai jamais bien compris, dit-il, ceux qui admettent que, dans le sommeil, notre esprit dort. Quand nous rêvons, assurément nous dormons et as-

surément aussi notre esprit ne dort pas, *puisqu'il
pense*. Il est aussi souvent démontré que nous avons
rêvé, sans qu'il en reste la moindre trace dans notre
mémoire. Ce fait, que notre esprit veille quelquefois
pendant que les sens dorment, est donc établi ; le fait
qu'il dorme quelquefois avec eux ne l'est pas ; les
analogies sont donc pour qu'il veille toujours. »

On trouve la confirmation de la pensée que M. Jouffroy exprime dans l'analogie qu'il a remarquée entre
le rêve et la rêverie, dont il fait l'état libre de l'âme,
sans participation aucune du corps :

« Dans l'état de pure rêverie, dit-il, nous laissons
aller notre esprit à son gré ; il part de l'idée qui l'oc-
cupait au moment où nous lui lâchons les rênes, et
celle-là lui en rappelant une autre, celle-ci une troisième, cette troisième une quatrième et ainsi de suite,
il voyage ainsi à l'aventure et parcourt une série de
pensées, qui n'ont entre elles d'autres liens que les ca-
pricieuses associations qui les ont amenées à la file
dans la mémoire. C'est là pour notre esprit la manière
de se reposer ; il n'en a pas d'autre. Ce qui le fatigue,
ce n'est pas l'activité ; l'activité est son essence ; l'absence de l'activité ne serait pas pour lui le repos, mais
la mort. Ce qui le fatigue, c'est la direction de son
activité, c'est la concentration de ses facultés sur un
sujet. Cette concentration n'est pas de son essence. Sa
nature est de connaître à la première vue ; s'il suivait
son penchant naturel, il ne se fixerait pas ; il ne se fixe,
il ne s'applique, il ne se concentre, que parce qu'il

ne discerne pas du premier coup ; ce n'est pas la faute de sa nature, c'est la faute de ses organes, misérables instruments qui lui ont été imposés et qui sont comme les *vitres sales de sa prison*. Cette concentration qu'on appelle attention le fatigue, parce qu'elle est un effort étranger à son allure naturelle, et elle y resterait éternellement si la nécessité ne l'en arrachait. Mais, dans les conditions humaines qu'il subit, il ne peut rien que par l'attention ; il est obligé de gagner la vérité, comme toutes choses, à la sueur de son front ; il travaille donc toute la journée, comme le corps ; mais, quand vient la nuit, il se sent fatigué comme son compagnon et convié au repos par l'assoupissement des organes qui l'entourent ; il se dépouille de sa volonté, comme l'esclave de ses chaînes, et s'abandonne à sa libre nature ; quelquefois aussi il se donne congé pendant le jour, et il a si bien conscience de ces deux états, qu'il appelle l'un, l'état de rêve ; l'autre, l'état de rêverie. »

J'ai réuni à dessein toutes ces citations diverses, empruntées à un remarquable article de l'*Encyclopédie nouvelle*, sur le sommeil, pour montrer comment toutes ces autorités, pourtant si intelligentes et si hautes, ont été amenées, par des idées préconçues, à se faire une idée du sommeil, fausse ou incomplète. Il est facile de remarquer que, dans ces aperçus si divers, et exposés à des points de vue si différents, les physiologistes ont été conduits à ne voir que le corps dans le sommeil, et les psychologues à n'y voir que l'âme.

Descartes et Jouffroy se sont formés à cet égard une opinion si complétement erronée, qu'elle ne peut soutenir un examen sérieux tant soit peu approfondi. Dégager, en effet, l'âme des liens terrestres que lui a fixés la Providence, faire de ses organes, comme les *vitres sales de sa prison*, selon l'expression singulière et pittoresque de Jouffroy, c'est oublier l'expérience de tous les jours dans son évidence la plus élémentaire, et vouloir suivre une route impraticable ; on comprend que ces philosophes, en séparant l'âme du corps d'une manière si nettement tranchée, aient été amenés à faire une âme de convention, qu'ils ont ensuite douée de facultés, au gré de leur fantaisie et de leur imagination.

La section de philosophie de l'Académie des sciences morales et politiques avait mis au concours, pour 1855, l'étude du sommeil au point de vue psychologique, en y comprenant celle du somnambulisme naturel et du somnambulisme artificiel ou magnétique. La section de philosophie ayant terminé l'examen des mémoires admis au concours plutôt qu'elle ne le pensait, le prix a pu être donné avant le moment primitivement fixé. Dans le rapport qu'il a lu, le 19 août 1854, à l'Académie des sciences morales et politiques, M. le docteur Lélut adopte chaleureusement les idées développées par l'auteur du mémoire couronné, M. Albert Lemoine ; il admet avec lui que le corps et l'âme sont engagés dans le phénomène du sommeil, comme dans celui de la veille, et il reconnaît avec raison un repos de l'âme, comme du corps ; mais, par une contradiction singulière, l'esprit, d'après M. Lélut, ne peut dormir, en vertu de sa nature ; le sommeil de l'esprit serait contraire à son essence, qui est d'être un esprit, c'est-à-dire de penser toujours ; le repos pour lui est de penser différemment, car, ce qui le fatigue, ce n'est pas de penser toujours, puisque c'est son essence, sa nature, mais de penser de la même manière ; de là, la forme de la pensée propre au sommeil, qui est le rêve et ses différentes espèces. La conséquence de cette manière de voir est qu'il n'y a pas de sommeil sans rêves, ou sans quelques restes, quelques traces d'impressions, de sensations ou de pensées, qui indiquent la présence continue de l'esprit.

Mon honorable confrère, M. Lélut, accepte résolûment cette conséquence complétement fausse, et que le lauréat de l'Académie formule en termes positifs. Si l'on objecte sur ce point de la permanente activité de l'âme pendant le sommeil, ces innombrables cas de sommeil dont les sujets s'éveillent et se lèvent sans conserver le souvenir d'aucun songe, M. Lélut répondra avec M. Lemoine, que dans l'état même de veille, à la fin, à la moitié de la journée, on ne se rappelle pas la dixième, la centième partie de toutes les pensées qui s'y sont produites ; que, dans le somnambulisme dont la mémoire ne conserve aucune trace, il y a toujours nécessairement rêve ou plutôt pensée ; qu'il y a une foule de rêves dont l'existence est démontrée, et dont le rêveur à son réveil ne garde aucun souvenir. Enfin, pour en revenir à la veille, elle nous offre plusieurs états plus ou moins violents et anormaux, la fièvre, l'ivresse, certains genres ou certaines formes de la folie, pendant lesquels se produisent des actes intellectuels qui ne laissent aucune trace dans l'esprit.

Ces propositions que M. Lélut adopte si complétement ne seront pas acceptées, car elles choquent trop ouvertement le bon sens et l'observation. Le sommeil est, en effet, un repos de l'âme comme du corps, et ce repos est d'autant plus complet, d'autant plus réparateur et d'autant plus en harmonie avec les lois providentielles de la nature, que l'âme en a été plus complétement absente ou plutôt n'a donné nulle trace de manifestation. Quand nous rêvons, notre sommeil n'est pas complet, nous ne dormons que d'un œil, suivant l'expression vulgaire ; cela est si vrai que si le rêve se prolonge trop longtemps, nous sommes réveillés par la stimulation de la fatigue qu'il a produit, et nous sortons de notre lit comme si nous n'y étions pas entrés, le corps brisé, abattu, l'âme inquiète et agitée ; le but du sommeil est manqué, ni l'âme ni le corps n'ont reposé. On voit donc par là, qu'en pensant d'une manière différente qu'à l'état de veille, l'âme n'a pas reposé.

Je ne sais si c'est sérieusement que M. Lélut veut nous prouver qu'à la fin, à la moitié de la journée, nous ne nous rappelons que la dixième, la centième partie des pensées qui s'y sont produites. Quand cette remarque lui est venue à l'esprit, il était sans doute sous l'influence de quelque violent dépit occasionné par une absence de mémoire, car, je ne connais que le Distrait de Regnard, ou ses pareils, qui soient disposés à lui donner raison sur ce point. Si l'honorable rapporteur n'était pas à cet égard dans une erreur complète, le travail de la pensée de tous les jours serait bien stérile et deviendrait ainsi inutile par trop de fécondité. La pensée humaine ne peut être ainsi condamnée au travail de Pénélope, et je crois que, sans trop présumer des forces de l'âme, il nous est permis de croire sans trop d'orgueil, en dépit de l'Académie des sciences morales et politiques, que nous nous souvenons, même le lendemain, de l'immense majorité des pensées que nous avons eues la veille.

L'honorable rapporteur de l'Académie croit donner une autre preuve de la permanente activité de l'âme dans le sommeil, en nous citant l'exemple de ce qui se passe dans l'état de somnambulisme naturel ou artificiel, dont l'esprit ne rapporte effectivement aucune mémoire ; mais ces deux états expriment une modalité de l'existence, caractérisée surtout par une extrême activité de l'âme, et ne présentant par là aucun rapport avec le sommeil. En effet, l'âme, loin de se reposer dans ces manifestations si remarquables, présente, au contraire, une activité bien supérieure à l'état de veille, et éprouve une fatigue proportionnée à cette activité. L'erreur de M. Lélut ne peut s'expliquer que par l'idée erronée qu'il s'est formée du sommeil et par son ignorance complète des faits magnétiques qu'il ne veut pas admettre.

L'honorable académicien, prévoyant sans doute l'insuffisance de l'objection tirée de l'état de somnambulisme, nous apporte, comme dernière preuve de la permanence de l'activité de l'âme pendant le sommeil, ce qui se passe dans la fièvre, l'ivresse, la folie et ses formes aussi tristes que variées ; ces états de l'âme ne laissent en effet, à leur disparition, aucune trace dans l'esprit de l'individu qui les a subis. Cette proposition est un peu absolue, car il y a des ivrognes qui se souviennent, d'une manière plus ou moins confuse, de leur ivresse ; des fous, et ce sont les plus malheureux, les plus à plaindre, qui se rappellent leur folie et en conservent, comme un saisissant fantôme, l'image navrante et terrible. Ce sont là des exceptions dont je ne veux pas tenir plus de compte qu'elles n'en méritent, et j'admets l'oubli de ce qui s'est passé au sortir de ces états anormaux comme démontré ; mais je demanderai à mon honorable confrère depuis quand la folie, la fièvre, l'ivresse nous représentent un état qui ait quelque analogie avec le sommeil ? Est-ce que ces états de l'âme, au lieu d'exprimer l'idée d'un repos réparateur, ne nous donnent pas, au contraire, l'image la plus saisissante, la plus douloureuse de la fatigue que produit un pareil désordre physique et moral et de la souffrance dans ce qu'elle a de plus navrant et parfois de plus atroce ? Et ce sont de pareils faits qu'un philosophe, un médecin d'aliénés ne craint pas de nous offrir comme preuves de la permanente activité de l'âme dans le sommeil ! Voilà bien encore un triste exemple de ces aberrations, de ces partis pris, qui ont fait écrire à M. Lélut que Jeanne d'Arc, la plus héroïque, la plus sublime personnification de la patrie ; que Socrate, le plus sage des philosophes, étaient des monomanes !

Tant que la vie persiste, on ne peut contester que l'âme soit toujours avec nous ; mais ses manifestations normales dans l'état de veille et de santé sont suspendues dans celui de sommeil complet ; imparfaites dans le rêve, ses manifestations sont troublées, perverties dans le délire de la fièvre, de l'ivresse, de la folie. Invoquer des états maladifs ou anormaux, quand il s'agit d'un des phénomènes fondamentaux de notre organisation, le plus nécessaire à la santé par ses retours périodiques, n'est-ce pas trahir l'absence d'objections sérieuses et vouloir à plaisir torturer les faits pour en faire jaillir un spiritualisme outré, aussi dangereux dans ses conséquences qu'un grossier matérialisme ? Il faut, avant tout, savoir rester dans la nature, la vérité et la logique des faits, et si on admet avec justesse que, par la suspension de toutes les fonctions de la vie de relation, le corps se repose en dormant, pourquoi refuserait-on d'admettre que l'âme dort lorsque, par la suspension complète de sa manifestation, elle se repose comme le corps ?

En séparant l'âme du corps et de ses organes, dont il faisait les vitres *sales de sa prison*, Jouffroy, tout en commettant une grave erreur, pouvait du moins, sans blesser la logique, douer l'âme de facultés de convention et la faire toujours agir et penser; il y avait chez lui une résolution, une netteté de conviction qui, en caressant d'orgueilleuses aspirations, avait grande chance de séduire les imaginations ardentes et amies du merveilleux. Mais reconnaître que le corps et l'âme sont engagés dans le phénomène du sommeil, admettre la connexité intime qui les lie, et venir nous dire après que l'esprit ne dort pas dans le sommeil complet, qu'il ne dort jamais, quand tout nous indique qu'il a cessé ses manifestations, c'est vouloir, en vérité, chercher querelle à la logique et au bon sens, en voulant nous imposer un spiritualisme dangereux. Je ne suis pas étonné qu'avec une pareille manière d'envisager les faits, l'auteur du mémoire couronné en vienne à dire que « tout ce qu'il y a de raisonnable et de possible dans les songes comme dans la folie vient de l'esprit ; tout ce qu'il y a d'absurde et de contradictoire, des organes. » En pressant sans effort les conséquences de ces paroles, il ne sera pas difficile d'arriver à comprendre ce que deviennent la liberté et la responsabilité des actes de l'homme sous l'égide d'un semblable spiritualisme. M. Lélut a senti cette conséquence naturelle, mais un peu embarrassante ; aussi engage-t-il le lauréat à introduire quelque adoucissement dans les conséquences logiques de son système.

A part cette petite critique, l'adhésion du rapporteur pour les idées que je viens de combattre et de réfuter est des plus vives, des plus sympathiques, et quand il en vient au compte rendu des idées de l'auteur du mémoire couronné sur le somnambulisme, M. Lélut s'identifie complétement à lui, dans les termes suivants :

« C'est, qu'en effet, il n'y a pas de différence essentielle entre les rêves ordinaires et ceux du somnambulisme ; dans les uns comme dans les autres, les sens peuvent être ouverts ou fermés, la mémoire et l'imagination peuvent être en défaut ou en verve, le raisonnement bien ou mal enchaîné, et l'activité même de l'esprit plus ou moins analogue à son activité dans l'état de veille, le somnambulisme, en un mot, et ce sont les propres paroles du lauréat ; *le somnambulisme est un sommeil dont certains caractères ou quelques incidents prennent des proportions inaccoutumées , sans en présenter de nouveaux.* A l'étude du somnambulisme naturel devait se joindre, aux termes de votre programme, celle du somnambulisme extatique, mystique ou cataleptique, et surtout du somnambulisme artificiel, qu'on n'appelle ainsi qu'autant qu'on n'ose pas tout d'abord lui donner son vrai nom. »

Ici, pour rappeler avec l'auteur du mémoire les paroles d'un spirituel philosophe qui a appartenu à l'Académie, ici nous entrons sur *les terres sacrées et redoutables* du merveilleux psychologique. Il faut y marcher avec précaution. Il ne saurait être question d'y tout admettre, mais on ne doit pas non plus tout rejeter.

devant une étude attentive et froide, les explications deviendront possibles, et le merveilleux disparaîtra.

Lorsqu'on aura éliminé la masse des faits mensongers, lorsqu'on aura réservé et en quelque sorte mis sous le séquestre quelques faits en apparance extraordinaires et qui ont besoin d'être étudiés, ce qui restera ne sera pas plus extraordinaire, ni beaucoup plus difficile à expliquer, que ce qui se passe dans le sommeil, le rêve, et le somnambulisme naturel. Ce seront toujours les organes du corps, dont le jeu s'allourdit et se paralyse ou s'exalte en se concentrant. Ce sera toujours l'âme unie à ces organes, qui, dans ces états maladifs, en est plus dominée qu'elle ne les domine ; ce seront des prévisions qui ne sont ni plus claires, ni plus sûres que celles des songes ordinaires ; des déplacements de sens qui restent, en définitive, à la même place et remplissent les mêmes fonctions ; des communications intellectuelles sans paroles, comme il s'en produit tant dans la veille la plus ordinaire ; des vues à distance ou dans les ténèbres de choses qui peuvent y être vues, parce qu'elles peuvent être devinées ; des communications de la terre au ciel, qui reproduisent, trait pour trait, les hallucinations du sommeil et de la veille. Et dans tous ces merveilleux phénomènes, la matière et les altérations dont elle est susceptible sont presque seules en cause, et ne font qu'imposer à l'âme des impulsions, des impressions aussi incapables d'ajouter à ses facultés que d'altérer sa divine essence.

Tout cela, incontestablement vrai du somnambulisme extatique, cataleptique et mystique, l'est tout autant du somnambulisme artificiel ou magnétique, deux états identiques au fond. Que ce sommeil magnétique soit provoqué par un agent magnétique ou de toute autre manière, cela est indifférent pour sa réalité. Cette réalité est incontestable ; mais qu'a-t-elle de plus extraordinaire que celle du somnambulisme extatique, du somnambulisme spontané, et même du plus simple sommeil?

Ce qui serait extraordinaire, ce sont les nouvelles facultés que cet état du corps communique, dit-on, à l'âme. Mais ces nouvelles facultés sont, comme on le sent bien, contraires à la nature de l'âme, et tout autant, faut-il ajouter, à celle du corps, à quelque pratique qu'on le soumette. *La prévision, la vue à distance ou à travers les corps opaques, la communication, la transmission directe des sentiments et des pensées,* autant d'impossibilités, de tristes chimères démontrées à l'avance par les lois de l'âme et du corps, et par celles de leur union.

Le seul fait de cet ordre qu'il soit possible d'admettre, c'est que dans certaines circonstances bien rares et bien variables, l'esprit du malheureux somnambule peut acquérir ce degré de lucidité que la mémoire et l'imagination donnent à certains rêves, qui n'en restent pas moins des rêves, et auxquels n'a rien à envier la clairvoyance de l'état de veille.

Mais à quel prix obtient-on un résultat d'aussi peu de valeur?

Au prix d'une dépendance maladive, qui, sous un geste et un regard étrangers, abaisse une créature humaine, tout à l'heure raisonnable et maîtresse d'elle-même, au niveau du cataleptique et de l'halluciné.

« L'âme, dit en terminant l'auteur du mémoire, l'âme ne peut rien gagner en dignité à perdre ainsi l'empire qu'elle exerce sur elle-même, sur son bon sens et sa liberté. Dût la mémoire acquérir une subtilité prodigieuse, les sens une exquise délicatesse ; dussent les visions la transporter dans le ciel, elle tombe au-dessous d'elle-même, loin de s'élever au-dessus, quand elle perd, par quelque cause que ce soit, le libre usage et la direction de ses facultés. C'est dégrader une intelligence libre et raisonnable que de lui enlever sa raison et sa liberté. »

Un pareil exposé ne se réfute pas ; pour tout esprit sensé, impartial, il n'y a que le parti pris de refuser l'examen d'une question qui offusque si vivement l'Académie, qui puisse le faire comprendre. Je ne puis, pour ma part, rentrer dans l'étude d'une question traitée dans la première partie de ce travail ; c'est au lecteur à juger de quel côté est le bon sens, le sentiment exact du juste et du vrai ; son choix est libre entre l'opposition jalouse, inquiète et intéressée que les classes de l'Institut de France font au somnambulisme lucide, et le dévouement généreux, désintéressé, que lui portent les âmes vaillantes et dévouées, qui ne peuvent souffrir qu'on outrage ainsi, de gaieté de cœur, la justice et la vérité. Je ne puis que protester formellement de toute la hauteur de ma conviction et de ma conscience, et regretter amèrement que dans mon pays pareil outrage puisse être adressé si longtemps à une vérité utile et précieuse par ses merveilleuses et importantes applications. Je ne puis mieux faire à cet égard que de rappeler les rapprochements, tristes sans doute, mais vrais et justes, que faisait Bergasse, dans ses *Considérations sur le magnétisme animal*, publiées à La Haye en 1784, au moment où le mesmérisme soulevait au sein des Académies et parmi les savants des luttes si vives, si passionnées :

« L'esprit, dit Bergasse, a ses habitudes comme le cœur, et l'esprit ne renonce pas plus à ses habitudes que le cœur. Les habitudes de l'esprit sont ses opinions ; elles sont plus ou moins profondes, selon qu'il les a plus ou moins travaillées, selon qu'elles se composent d'une plus ou moins grande quantité d'idées. Une opinion fondée sur l'examen et le rapprochement de beaucoup d'objets, une opinion qui ne peut être ébranlée sans que, dans la tête qui l'a reçue, une foule d'opinions secondaires ne s'ébranlent avec elle, a presque toujours une force qu'il est impossible de détruire.

« Or, les savants travaillent plus, en général, leurs opinions que les autres hommes et mettent ensemble, pour les composer, une plus ou moins grande masse de réflexions et d'idées. Leur esprit a donc des habitudes plus profondes, plus difficiles à détruire ; à l'apparition d'un nouveau système, ils ont, pour l'adopter, plus de préjugés à vaincre.....

« C'est à tort qu'on se persuade que, tolérants et avides de vérité, les savants accueillent sans envie l'homme de génie qui vient leur ouvrir, dans le domaine des sciences, des routes inconnues.

« Ce ne sont pas des ignorants, comme on affecte de le dire aujourd'hui, mais des savants, mais des hommes en possession, dans leur siècle ou leur pays, de distribuer l'estime publique et de faire la renommée, qui se sont élevés contre Christophe Colomb annonçant un monde nouveau, contre Copernic publiant le vrai système des cieux, contre Harvey démontrant la circulation du sang ; ce sont des savants qui ont creusé le cachot de Galilée, qui ont dirigé contre Ramus les poignards du fanatisme, qui ont laissé mourir Kepler dans la pauvreté, qui, montrant à Descartes des bûchers allumés, l'ont contraint de sortir de sa retraite pour aller sous un ciel rigoureux chercher une mort prématurée ; ce sont des savants qui, dans des temps plus reculés, ont préparé le poison de Socrate et forcé le philosophe de Stagire à se soustraire, par un exil volontaire, à une destinée semblable. »

En présence de contradictions, de divergences aussi palpables, aussi considérables sur ce mystérieux et intéressant phénomène du sommeil, il faut, pour s'en former une idée claire et précise, remonter à l'observation attentive et journalière des faits, qui nous montre à tous, même aux moins clairvoyants, que le but, comme le résultat normal du sommeil, est le repos de l'âme et du corps, et que l'âme qui songe, rêve, entre en état de somnambulisme ou se manifeste d'une manière quelconque, ne repose pas plus que le corps en mouvement, ou qui dort d'un sommeil trop lourd par suite d'une congestion séreuse ou sanguine plus ou moins forte, ou qui éprouve des soubresauts, des agitations du système nerveux ou musculaire, indiquant une souffrance plus ou moins marquée de l'organisme. Il faut donc renoncer résolûment aux aspirations enivrantes d'un spiritualisme exagéré, et savoir se résigner à considérer le sommeil tel que nous l'offre l'observation, qui nous montre que son essence et son but est un repos de l'âme comme du corps, qui ne s'obtient que lorsque l'âme dort comme le corps. Quant aux philosophes qui, comme Wolf, Gassendi et surtout Locke, ont admis avec raison le sommeil de l'âme, en engageant l'âme comme le corps dans le phénomène, bien qu'ils aient fixé l'état vrai de la question sur le sommeil, ils ont oublié, cependant, de nous expliquer le travail réparateur qu'il opère et qui est propre à l'âme comme au corps ; ils l'ont si peu expliqué, que la plupart ne l'ont même pas entrevu, et qu'aucun d'eux n'a du moins songé à en indiquer la cause.

Dans l'acte du sommeil, il y a pourtant un fait immense, un fait vraiment générateur qui marque, dans chaque sommeil quotidien, une nouvelle étape de la vie ; malgré l'erreur dans laquelle est tombé Bichat, il y a, dans l'idée mère qu'il a émise, la voie propre à conduire à l'explication du mystère qui enveloppe cet important phénomène du sommeil; c'est cette idée même, basée sur les propriétés diverses des tissus organiques, et leur influence sur le jeu des grands appareils de l'économie, qui nous a porté à chercher le stimulant propre de la vie organique dans le système nerveux ganglionnaire et la substance grise du centre encéphalo-rachidien et de ses rameaux nerveux, celui de la vie de relation, dans la substance blanche. Ces deux termes opposés mais nécessaires de notre existence, dont l'un, la vie organique, constitue l'élément passif de notre organisation ; l'autre, la vie de relation, constitue l'élément actif, sont reliés par la vie multiple, et une cependant dans son ensemble, que le fluide sanguin, par ses propriétés complexes et merveilleuses, apporte aux différents tissus de l'économie. Le sang est la vie de l'âme comme du corps, et l'infinie variété de ses propriétés peut seule faire comprendre les variétés infinies aussi de stimulation qu'il exerce sur les différents tissus, dont la composition et l'agencement particuliers produisent les divers organes, et dont l'ensemble constitue la vie. Cette vie est une dans son ensemble, mais ses manifestations sont infinies et se poursuivent d'une manière continue, sous des formes variées, à travers la veille et le sommeil, qui sont les deux phases normales et nécessaires de notre existence.

Ces faits et ces considérations nous amènent nécessairement à admettre qu'en outre de ses propriétés nombreuses et variées dans leurs différents effets, le sang en possède deux qui sont fondamentales : la première, liée au sommeil, est caractérisée par un travail mystérieux de réparation propre à l'âme et au corps, par lequel les réactions du sang sur les tissus s'accomplissent avec une lenteur telle, que le corps et l'âme ne présentent pas d'autres manifestations que celles de la vie végétative, et restent à l'état purement virtuel ou de sommeil. La seconde, liée à la veille, est caractérisée, au contraire, par un travail de volonté et de mouvement propre aussi à l'âme et au corps, par lequel les réactions du sang sur les tissus s'exercent avec une force et une rapidité suffisantes pour que le corps et l'âme se présentent à l'état de manifestation ou de veille.

Il y a donc dans le principe vital du sang une double loi :

1° Loi de virtualité, constituée par le travail de réparation du sommeil ;

2° Loi de manifestation, constituée par le travail de dépense de l'état de veille ou de relation.

D'où il suit évidemment que si le corps et l'âme se reposent et dorment pendant le sommeil, ils obéissent à une loi de la vie qui les tient réunis et confondus dans un travail mystérieux de réparation admirable, dont la preuve se trouve dans le résultat du sommeil; et c'est ce travail inouï, bien que caché, qui forme le lien intime, indissoluble des deux vies de Bichat, vie organique et vie de relation. Quand il survient quelque manifestation de l'âme ou une opération du corps, ce lien se trouve rompu, et le but de la réparation providentielle du sommeil n'a pas lieu.

Le pouls et les battements du cœur, qui sont les manifestations du sang et de la vie les plus directes, nous instruisent de la vérité de cette double loi. Pendant la veille, le pouls est fort, plein et subit dans ses variations l'influence des secousses et des stimulations physiques et morales que lui apportent les excitants du dehors. Soustrait à la stimulation des sens pendant le sommeil, le pouls est, au contraire, plus lent, un peu lourd et d'une régularité vraiment magistrale. Pour que l'économie soit satisfaite, il faut que le sommeil, et la réparation qu'il produit, soient proportionnés à la fatigue de la veille, qui est d'autant plus grande que le pouls bat plus vite.

Ce fait général nous aidera à comprendre très-bien comment il se fait que l'enfant dort plus que l'adulte, l'adulte plus que l'homme mûr, ce dernier plus que le vieillard ; à ces divers âges de la vie, le pouls devient progressivement plus lent, et le besoin du sommeil se fait sentir de moins en moins ; il y a à cet égard des exceptions nombreuses, liées à des aptitudes spéciales de l'économie. Je m'affermis d'autant plus volontiers dans la pensée que le sang doit être pris comme le régulateur de la vie, que lui seul, par ses propriétés si nombreuses et si variées, peut suffire au travail complexe de nutrition et de stimulation nécessaire aux tissus si nombreux de texture et d'organisation chez l'homme ; il est vraiment l'huile précieuse qui alimente la flamme merveilleuse de la vie, flamme d'autant plus magnifique et brillante que le magique fluide est plus riche et plus pur. Le grand législateur des Hébreux, Moïse, a dit : La vie, c'est le sang. Je compléterai la définition de Moïse en disant : La vie, c'est le sang en circulation. Quand, en effet, par une cause ou une autre, la circulation du sang est définitivement arrêtée, la vie cesse, le corps humain est rendu aux lois physiques de la matière, l'âme s'envole vers ses destinées immortelles dans l'infini et Dieu.

Les songes présentent dans leurs manifestations des différences qui tiennent à la variété des systèmes erveux ; je les regarde comme une manifestation imparfaite de l'esprit, qui est d'autant moins marquée que les sens sont moins ouverts aux impressions du dehors ou aux diverses réactions de l'organisme. En ffet, quand le sommeil vient à éprouver une perturation, soit par une excitation ou un trouble des ens, soit par une réaction spontanée de l'âme, le pouls 'accélère, le cerveau s'éveille dans une proportion ariable avec le degré de la stimulation externe ou nterne qui a été produite. Les rêves sont donc le preier éveil du cerveau, éveil confus, incomplet et préentant un état de l'âme intermédiaire entre la veille t le sommeil, participant des deux, sans être précisént l'un ou l'autre ; c'est évidemment un état qui 'est pas normal, car, si l'âme ne dort plus, elle ne veille pas encore, et l'effet réparateur du sommeil est complétement perdu quand cet état se prolonge ; témoin la fatigue que nous éprouvons quand notre sommeil a été rempli de rêves. La cause prochaine des rêves doit être cherchée hors de nous, dans une action quelconque produite sur les sens, qui reçoivent une stimulation variable, et en nous, par une stimulation propre de la pensée ; ce dernier cas est le plus ordinaire, et alors se présentent dans les songes les manifestations les plus habituellles de l'âme, dont le souvenir nous reste d'une manière d'autant plus vive et nette, que la stimulation des sens a été plus sensible. Le fait du songe dans ce qu'il présente de confus, de bizarre, d'insolite dans ses manifestations, est certainement quelque chose de bien étrange, il y a là un singulier travail ; mais les exagérations, les aberrations de l'âme dans les hallucinations, les visions, l'extase, ne confondent-elles pas notre raison ? Notre esprit comprend-il mieux les divagations de l'ivresse, le délire de la fièvre ou de la folie ? La formation de la pensée elle-même, à l'état de veille, est-elle mieux comprise ?

Je ne me dissimule pas que j'émets sur l'état de l'âme, dans le sommeil et les rêves, des idées tout à fait neuves et en opposition avec celles qui sont généralement reçues ; mais ces idées sont conformes aux faits, à l'expérience journalière que nous sommes à même d'en faire, et j'ai cru devoir les faire connaître. L'âme dort comme le corps dans le sommeil profond, cela ne me paraît pas contestable ; elle présente des manifestations imparfaites dans le rêve; tous les rêves, en effet, quelle que soit leur nature, sont empreints d'un cachet particulier, d'une manière d'être à part toute caractéristique, qui les différencie de la pensée qui s'exerce dans la veille ; nous avons tous le sentiment et la conscience des analogies comme des oppositions qui existent entre le rêve et la pensée, et le sentiment de cette conscience que nous en avons nous porte irrésistiblement à admettre que le rêve est un phénomène qui s'éloigne du but de réparation providentielle du sommeil, et se rapproche, à des degrés divers, de l'état de stimulation propre à la veille. Nous éprouvons même parfois dans nos rêves les aberrations qui affligent notre moral pendant la veille; il n'est personne qui, dans ses rêves, ne se rappelle avoir éprouvé des hallucinations de la vue, de l'ouïe, de l'odorat, du goût ou du toucher, et qui ne se soit parfois éveillé sous l'influence de la stimulation violente qu'il en a ressentie. Les sensations sont souvent très-vives dans le rêve, et le souvenir que nous en gardons est beaucoup aidé par le sentiment de plaisir ou de peine que nous éprouvons au réveil.

Je ne m'arrêterai pas au rôle important que l'antiquité faisait jouer aux songes, comme élément de divination ; la pensée de nos jours est que les songes sont de purs enfants d'une imagination que la volonté et la raison ne dirigent plus; je ne serais pas éloigné cependant de penser qu'il peut se présenter dans certains rêves quelque chose d'analogue à ce qu'on observe dans le pressentiment que nous éprouvons à l'état de veille, que quelque chose d'heureux ou de triste doit nous arriver ; ces pressentiments sont presque toujours mensongers, mais ils se réalisent quelquefois, et dans ce cas ils frappent très-vivement les esprits. Je ne regarde pas comme impossible que, dans l'assoupissement imparfait des sens qui accompagne le rêve, il ne se produise, dans ces mouvements insolites et mystérieux de l'âme, qui nous surprennent et nous émeuvent si profondément, des pressentiments parfois bien extraordinaires.

On trouve consigné avec tous ses détails, dans les archives de la ville de Cagliari, un songe de M. de Saint-Remis, vice-roi de Sardaigne, sur la peste de Marseille de 1720-21, qui donne une apparence de vérité à ces dernières considérations.

« On raconte que vers ce temps-là, M. de Saint-Remis, vice-roi de Sardaigne, fit un rêve pénible, où il lui sembla que la peste s'était introduite dans son gouvernement et y faisait d'affreux ravages. Précisément à son réveil, on lui annonça qu'un bâtiment de commerce sollicitait l'entrée du port, et il refusa sans hésiter. On revint à la charge, en demandant qu'au moins le navire fût reçu dans le lazaret ; mais le vice-roi, encore tout ému des angoisses de la nuit, s'y opposa avec véhémence et menaça de faire tirer sur le navire s'il ne s'éloignait à l'instant. Toute la ville de Cagliari taxa ce procédé de caprice et de folie ; mais l'étonnement fut grand quand on apprit que le vaisseau ainsi repoussé était celui du capitaine Chataud, qui avait ensuite porté la peste à Marseille. La singularité de ce fait et les pressentiments du vice-roi parurent assez remarquables pour qu'on les consignât dans les registres de la ville, où chacun peut encore en lire le récit. »

Il me serait facile de multiplier les citations de rêves remarquables à bien des titres, appartenant à des personnages célèbres; mais le merveilleux, les exagérations et les amplifications ridicules y jouent un si grand rôle, qu'on ne pourrait tirer de leur étude aucune conséquence sérieuse; chacun à cet égard pourra prendre dans l'étude de ses propres rêves ce qui lui paraîtra le plus remarquable, et pourra se former ainsi une idée plus précise et plus claire de ce curieux état. Les personnes qui attachent une grande importance aux rêves, dans les événements de leur vie, et elles sont beaucoup plus nombreuses qu'on ne serait disposé à le penser, font une grande différence entre le songe et le rêve. Mais cette distinction est-elle sérieuse ou subtile? Il est certainement permis de se le demander. Je n'ai pas vu jusqu'ici que les faits sur lesquels on établit cette distinction soient bien concluants.

Sans adopter la manière d'envisager le sommeil de Dugald Stewart et du professeur Prévost, de Genève, je partage cependant, d'une manière complète, leur pensée sur l'état des facultés de l'âme, qui entrent en exercice dans le rêve; pour ces philosophes, toutes les facultés de l'âme peuvent entrer en jeu dans le rêve, la volonté seule est complétement suspendue ; l'association des idées éprouve un trouble considérable, comme la plupart des facultés de l'entendement ; cela tient à cet état intermédiaire de l'âme, qui ne lui permet pas des appréciations justes et nettes des sensations qu'elle éprouve ; la mémoire agit très-bien dans le rêve, mais elle s'exerce quelquefois si faiblement, qu'il nous arrive d'avoir la conscience que nous avons rêvé, sans que nous conservions le souvenir de l'objet du rêve. L'âme, n'ayant dans le rêve que des manifestations très-incomplètes, est un peu comme celle de l'homme en état d'ivresse, dont les facultés ne sont pas complétement suspendues, mais s'exercent avec une étrange incohérence et une irrégularité qui varient selon les organisations, avec le degré de l'ivresse.

Dans le rêve, comme dans l'ivresse, l'âme n'a plus le sentiment ni la direction de sa raison, et la différence essentielle qui existe entre le rêve et la pensée, c'est que le jugement et la volonté, qui sont propres à la pensée, manquent au rêve. Peut-être pourrait-on dire, d'une manière plus précise, qu'entre rêver et penser, il y a cette différence que dans le rêve, l'action du cerveau et des sens n'est jamais complète, tandis que l'acte de la pensée émane de toutes les facultés du cerveau, aidées et éclairées par les sens extérieurs.

Le cauchemar est une forme maladive du rêve; il y a dans cet état une véritable congestion qui se fait au plexus solaire, et produit une paralysie nerveuse

générale, d'où résulte ce sentiment douloureux d'oppression, d'anxiété, de terreur et d'effroi ; le réveil ne
tarde pas à survenir bientôt, à la suite de la secousse
violente imprimée à la circulation du sang par un
état aussi fatigant et aussi pénible ; sous l'influence
de la douleur encore persistante au réveil, les fonctions du cerveau n'ayant pas été troublées, l'âme a le
souvenir complet des impressions reçues.

Dans certaines organisations, chez les somnambules
naturels surtout, il peut exister des passions ou des
facultés qui ne trouvent ni l'occasion ni le moyen de se
satisfaire ou d'entrer en jeu dans la veille normale ;
ces facultés entrent alors quelquefois en activité pendant le sommeil, et produisent un état de l'âme qui
ne ressemble à rien de ce qu'on a dit et pensé dans
l'état de veille normale, et qui est sans analogue avec
ce qu'on observe dans les rêves ordinaires. Il y a là un
état qui ne ressemble ni au rêve, ni à la veille ; on l'observe dans l'état de somnambulisme naturel, qui diffère de la pensée par le développement de nouvelles
facultés, l'oubli total au réveil de ce qui s'est passé
pendant toute la durée de son existence, et qui s'éloigne du rêve d'une manière bien tranchée par l'exercice
de ces nouvelles facultés et le souvenir que garde le
somnambule dans les accès successifs de ce qu'il a dit
et fait dans les accès précédents. Il y a là une exaltation
spéciale du cerveau dans le sommeil, qui a les caractères
'une folie maniaque passagère, et qui réalise dans
t état l'analogue de ce que la veille nous présente

dans le somnambulisme spontané, l'extase, les visions, l'hallucination.

On peut lire, pour se former une idée claire de ce singulier état, dans l'ouvrage de Muratori, sur le pouvoir de l'imagination, l'histoire si curieuse du somnambule Negretti, et celle de Castelli, donnée par MM. Soave et Ant. Porati. Tout le monde connaît l'observation si remarquable de somnambulisme naturel de ce jeune prêtre, racontée par l'archevêque de Bordeaux, et qui se trouve citée tout au long dans la première édition du dictionnaire de l'Encyclopédie nouvelle, à l'article *Somnambulisme*. Quoique cette observation soit bien connue, je crois devoir la rapporter, à cause de son authenticité d'abord, ensuite comme un exemple des plus intéressants de somnambulisme naturel, et comme se rapprochant le plus des observations que j'ai été à même de faire.

« L'archevêque de Bordeaux m'a raconté qu'étant au séminaire, il avait rencontré un jeune ecclésiastique somnambule. Curieux de connaître la nature de cette maladie, il allait tous les soirs dans sa chambre, dès qu'il était endormi. Il vit, entre autres choses, que cet ecclésiastique se levait, prenait du papier, composait et écrivait des sermons. Lorsqu'il avait fini une page, il la relisait tout haut d'un bout à l'autre (si on peut appeler relire cette action faite sans le secours des yeux). Si quelque chose alors lui déplaisait, il le retranchait et écrivait par-dessus les corrections avec beaucoup de justesse. J'ai vu le commencement d'un de ses sermons,

qu'il avait écrit en dormant, il m'a paru assez bien
fait et correctement écrit ; mais il y avait une correc-
tion surprenante : ayant mis dans un endroit ce *divin
enfant*, il crut, en le relisant, devoir substituer le mot
adorable à *divin* ; pour cela il effaça le dernier mot,
et plaça le premier exactement par-dessus ; après cela
il vit que le *ce*, bien placé devant *divin*, ne pouvait
aller avec adorable ; il ajouta donc fort adroitement
un *t* à côté des lettres précédentes, de sorte qu'on lisait, *cet adorable enfant*. La même personne, témoin
oculaire de ces faits, pour s'assurer s'il faisait usage
de ses yeux, mit un carton sous son menton, de façon
à lui dérober la vue du papier qui était sur sa table ;
mais il continua à écrire sans s'en apercevoir. Voulant ensuite connaître à quoi il jugeait la présence des
objets qui étaient sous ses yeux, il lui ôta le papier
sur lequel il écrivait, et en susbtitua plusieurs autres
à différentes reprises ; mais il s'en aperçut toujours,
parce qu'ils étaient d'une inégale grandeur, car quand
on trouva un papier parfaitement semblable, il le prit
pour le sien et écrivit les corrections aux endroits cor-
respondants à celui qu'on lui avait ôté. C'est par ce
stratagème ingénieux qu'on est venu à bout de ramas-
ser quelques-uns de ses écrits nocturnes. M. l'archevêque de Bordeaux a eu la bonté de me les communiquer ; ce que j'ai vu de plus étonnant, c'est de la musique
faite assez exactement ; une canne lui servait de règle ;
il traçait avec elle, à distance égale, les cinq lignes,
mettait à leur place la clef, les bémoles, les dièzes,

ensuite il marquait les notes, qu'il faisait d'abord toutes blanches ; et quand il avait fini, il rendait noires celles qui devaient l'être. Les paroles étaient écrites en dessous. Il lui arriva une fois de les écrire en trop gros caractères, de façon qu'elles n'étaient pas placées directement sous leur notes correspondantes. Il ne tarda pas à s'apercevoir de son erreur, et pour la réparer, il effaça ce qu'il venait de faire, en passant la main pardessus, et refit plus bas cette ligne de musique, avec toute la précision possible.

« Il s'imagina une nuit, au milieu de l'hiver, se promener au bord d'une rivière, et d'y voir tomber un enfant qui se noyait ; la rigueur du froid ne l'empêcha par de l'aller secourir. Il se jeta de suite sur son lit, dans la posture d'un homme qui nage, il en imita tous les mouvements ; et après s'être fatigué quelque temps à cet exercice, il sent au coin de son lit un paquet de la couverture, croit que c'est l'enfant, le prend avec une main et se sert de l'autre pour revenir en nageant au bord de la prétendue rivière ; il y pose son paquet et sort en frissonnant et claquant des dents, comme si en effet il sortait d'une rivière glacée. Il dit aux assistants qu'il gèle et qu'il va mourir de froid, que tout son sang est glacé ; il demande un verre d'eau-de-vie pour se réchauffer ; n'en ayant pas, on lui donne de l'eau qui se trouvait dans la chambre, il en goûte, reconnaît la tromperie, et demande encore plus vivement de l'eau-de-vie, exposant la grandeur du péril qu'il courait : on lui apporte un verre de liqueur ;

il le prend avec plaisir, et dit en ressentir beaucoup de soulagement. Cependant il ne s'eveille point, se couche et continue de dormir plus tranquillement. »

Ce même somnambule a fourni un très-grand nombre de faits fort singuliers. Ceux que nous venons de rapporter peuvent suffire au but que nous nous sommes proposé ; j'ajouterai seulement que, lorsqu'on voulait lui faire changer de matière, lui faire quitter des sujets tristes ou désagréables, on n'avait qu'à lui passer une plume sur les lèvres; dans l'instant il tombait dans des questions différentes.

« Quoiqu'il soit très-facile, ajoute l'auteur de l'article, de reconnaître le somnambulisme par les faits incontestables que nous avons détaillés, il n'est pas aisé d'en découvrir la cause et le mécanisme : l'étiologie de cette maladie est un écueil funeste à tous ces faiseurs d'hypothèses, à tous ces demi-savants, qui ne croient rien que ce qu'ils peuvent expliquer, et qui ne sauraient imaginer que la nature ait des mystères impénétrables à leur pénétration; d'autant plus à plaindre que leur vue courte et mal assurée ne peut s'étendre aux bornes très-voisines de leur horizon ; on peut leur demander comment il peut se faire :

« 1° Qu'un homme enseveli dans le plus profond sommeil entende, parle, écrive, voie, jouisse, en un mot, de l'exercice de ses sens, et exécute avec justesse divers mouvements? Pour faciliter la solution de ce problème, nous ajouterons que le somnambule ne voit que les objets dont il a besoin, que ceux qui sont présents à son imagination. Celui dont il a été question, lorsqu'il composait ses sermons, voyait bien son papier, son encre, sa plume, savait bien distinguer si elle marquait ou non ; il ne prenait jamais le poudrier pour l'encrier, et, du reste, il ne se doutait même pas qu'il y eût quelqu'un dans la chambre, ne voyant et n'entendant personne, à moins qu'il ne les interrogeât. Il lui arrivait quelquefois de demander des dragées à ceux qui se trouvaient à côté de lui, et il les trouvait fort bonnes quand on lui en donnait, et si, dans un autre temps, on lui en mettait dans la bouche sans que son imagination fût montée de ce côté-là, il n'y trouvait aucun goût et les rejetait.

« 2° Comment on peut éprouver des sensations sans que les sens y aient part : voir, par exemple, sans le secours des yeux ? Le somnambule dont nous avons fait l'histoire paraissait évidemment voir les objets qui avaient rapport à son idée ; lorsqu'il traçait des notes de musique, il savait exactement celles qui devaient être blanches ou noires, et, sans jamais se méprendre, il noircissait les unes et conservait les autres ; et lorsqu'il était obligé de revenir au haut de la page, si les lignes du bas n'étaient pas sèches, il faisait un détour pour ne pas les effacer en passant la main dessus ; si elles étaient assez sèches, il négligeait cette précaution inutile. Il est bien vrai que si on lui substituait un papier tout à fait semblable, il le prenait pour le sien ; mais, pour juger de la ressemblance, il n'avait pas besoin de passer la main tout autour ; peut-être ne voyait-il que le papier, sans distinguer les caractères. Il y a lieu de présumer que les autres sens dont il se servait n'étaient pas plus dispos que les yeux, et que quelque autre cause suppléait à leur inaction ; on aurait pu s'en assurer en lui bouchant les oreilles, en le piquant, en lui donnant du tabac.

« 3° Comment il arrivait qu'en dormant il se rappelât le souvenir de ce qui lui était arrivé étant éveillé, qu'il sût aussi ce qu'il avait fait pendant les autres sommeils, et qu'il n'en conservât aucun souvenir en s'éveillant ?

« 4° Comment il est possible que, sans l'action d'aucune cause extérieure, on soit affecté aussi gravement que si on eût été exposé à ses impressions ? Notre somnambule éprouva tous les symptômes qu'occasionne l'eau glacée, précisément parce qu'il a cru avoir été plongé dans cette eau quelque temps. Nous pourrions demander encore l'explication d'un grand nombre d'autres phénomènes que les somnambules nous fournissent, nous n'en retirerions pas plus de lumières. Il faut convenir de bonne foi qu'il y a bien des choses dont on ne sait pas la raison, et qu'on chercherait inutilement. La nature a ses mystères, gardons-nous de vouloir les pénétrer, surtout lorsqu'il ne doit résulter aucune utilité de ces recherches, à moins de vouloir s'exposer gratuitement à débiter des erreurs et des absurdités.

« Non-seulement on ne saurait expliquer les faits que nous avons rapportés, mais ces phénomènes en rendent d'autres, qu'on croyait avoir compris, inexplicables, et jettent du doute et de l'obscurité sur des questions qui passent pour décidées. Par exemple, on croit communément que le sommeil consiste dans un relâchement général, qui suspend l'usage des sens et tous les mouvements volontaires. Cependant le somnambule ne se sert-il pas de quelques sens, ne meut-il pas différentes parties de son corps avec motif et connaissance de cause? et le sommeil n'en est pas moins profond.

« S'il ne se sert pas de ses sens pour obtenir des sensations, comme il est incontestable que cela arrive quelquefois, on peut donc conclure avec raison que les objets même corporels peuvent, sans passer par les sens, parvenir à l'entendement. Voilà donc une exception au fameux axiome : *Nil habemus in intellectu quod non prius fuerit in sensu;* il ne faut pas confondre ce qui se passe ici avec ce qui arrive en songe. Un homme qui rêve, de même que celui qui est dans le délire, voit comme présents des objets qui ne le sont pas ; il y a un vice de perception et quelquefois de raisonnement, *mais ici les objets sont présents à l'imagination, comme s'ils étaient transmis par les sens;* ce sont les mêmes que le somnambule verrait s'il recouvrait les yeux et en reprenait l'usage. Ils sont existants devant lui, de la même manière qu'il se les représente ; la perception qu'il en aurait, par l'entremise des sens, ne serait pas différente.

« Les plus grandes preuves que les philosophes donnent de l'existence des corps sont fondées sur les impressions qu'ils font sur nous; ces preuves perdent nécessairement de leur force, si nous ressentons ces mêmes effets sans que ces corps agissent réellement; c'est précisément le cas du somnambule qui gèle et frissonne sans avoir été exposé à l'action de l'eau glacée, et seulement pour se l'être vivement imaginé. Il paraît, par là, que les impressions idéales font quelquefois autant d'effet sur le corps que celles qui sont réelles, et qu'il n'y a aucun signe pour les distinguer.

« Sans nous arrêter plus longtemps sur ces considérations, qui pourraient être étendues et généralisées, tirons une dernière conséquence peu flatteuse pour l'esprit humain, mais malheureusement très-conforme à la vérité, savoir : que la découverte de nouveaux phénomènes ne fait souvent qu'obscurcir ou détruire nos connaissances, renverser nos systèmes, et jeter du doute sur les choses qui nous paraissent les plus évidentes. Peut-être viendra-t-on à bout d'ôter tout air de paradoxe à cette assertion, « que c'est le comble de la science que de savoir, avec Socrate, qu'on ne sait rien. »

Cette observation si remarquable, celles de Muratori et de MM. Soave et Antoine Porati, qui ont été appréciées par Bertrand dans son *Traité de somnambulisme*, donnent une idée parfaite de ce singulier état. Ebloui et frappé des actes étranges produits par les somnambules, surpris au dernier point de les voir doués de facultés qu'ils ne possédaient pas à l'état de veille, Bertrand a vu là une seconde vie, qui serait le partage de quelques individus. Cette expression, très-exacte pour l'état de somnambulisme magnétique, est peut-être un peu exagérée pour celui de somnambulisme naturel, qui ne présente pas à beaucoup près des facultés aussi belles, aussi précieuses surtout, pour les applications qui peuvent en être faites.

Le somnambulisme essentiel est, à vrai dire, une manifestation spéciale du système nerveux, qui n'a de raison d'être que par le besoin propre à certaines organisations d'exprimer et de rendre certaines passions et sentiments, ou certaines facultés qui n'ont pu trouver l'occasion de se manifester dans l'état de veille normale ; c'est un trop-plein qui déborde par périodes d'accès qui n'ont rien de fixe et de déterminé, et dont les manifestations n'offrent rien de plus insolite que la folie momentanée produite, à des degrés divers, selon les doses et les aptitudes de l'organisation, par les alcooliques, l'éther, le chloroforme, les divers poisons, etc., etc. Tout prouve, en effet, qu'à côté d'actes qui marquent un développement bien extraordinaire de nouvelles facultés, l'âme n'est pas libre dans l'état de somnambulisme naturel, et que, si la volonté s'exerce parfois avec énergie, c'est sans discernement et sans aucun jugement, et comme soumise à l'influence d'une force inconnue qui la domine. Cela est si vrai, il est si incontestable qu'il existe un état d'être du cerveau tout particulier, qui n'est nullemeut du sommeil, que le somnambule naturel résiste, sans en paraître impressionné, aux stimulants qui seraient plus que suffisants pour provoquer le réveil du sommeil normal.

Il y a donc là une forme maladive, mais passagère du cerveau, se présentant par accès sous l'influence d'une cause qu'on n'a pu bien apprécier jusqu'ici, mais que les bons somnambules magnétiques, qui sont pour la plupart somnambules naturels, attribuent à une exagération désordonnée des fonctions générales de la vie; c'est pour eux, et je les crois dans le vrai, une émanation spontanée du sang qui, n'ayant pu avoir lieu dans l'état de veille, produit, quand elle est transmise au cerveau, l'état particulier que nous avons décrit. Le somnambule naturel ne dort ni ne rêve, il est dans un état analogue à celui du somnambule spontané; ces deux états sont identiques au fond, et se présentent indifféremment dans le sommeil et dans la veille.

Il existe un fait d'expérience journalière, qui donne la preuve la plus directe de cette explication, c'est que les somnambules naturels et les somnambules spontanés, qui sont magnétisés d'une manière suivie, perdent bientôt leurs crises somnambuliques, ou ne les ont plus qu'à de rares intervalles; si les magnétisations sont interrompues, les accès reprennent avec une nouvelle force.

L'état de somnambulisme se présente quelquefois dans certaines maladies dont il constitue un symptôme bizarre et bien remarquable, toujours lié à une altération variable, quoique momentanée, de l'encéphale; on lui a donné le nom de somnambulisme symptomatique, désignation exacte, car il disparaît avec la maladie qui l'a fait naître. Je vais citer un exemple de cette forme de somnambulisme, dont l'observation appartient à Sauvages, qui l'a consignée dans l'*Histoire de l'Académie des sciences*, année 1742 ; il est question d'une jeune personne âgée de vingt ans, qui fut prise, en 1737, d'une catalepsie hystérique, qui présenta bientôt des accès de somnambulisme.

« Dans le mois d'avril 1737, dit Sauvages, il se joignit à la catalepsie cette autre maladie, dont elle eut plus de cinquante attaques, dans lesquelles on distinguait trois temps : le commencement et la fin étaient des catalepsies parfaites ; l'intervalle, qui durait quelquefois un jour entier, était rempli par la maladie que les filles de la maison appelaient *accident vif*, donnant le nom d'*accident mort* à la catalepsie. On va voir des phénomènes, ajoute Sauvages, que j'aurais cru simulés, si je ne m'en étais assuré par mille épreuves. Ce que je dis d'une attaque doit s'entendre, à quelques cinconstances près, de toutes les autres. Le 5 avril 1737, visitant l'hôpital à dix heures du matin, je trouvai la malade au lit, la faiblesse et le mal de tête l'y retenaient, l'attaque de catalepsie venait de la prendre et la quitta en cinq ou six minutes : ce que l'on reconnut, parce qu'elle bâilla, se leva sur son séant et se disposa à la scène suivante : elle se mit à parler avec une vivacité et un esprit qu'on ne lui voyait jamais hors de cet état. Elle changeait quelquefois de propos et semblait parler avec quelques amies qui s'assemblaient autour de son lit. Ce qu'elle disait avait de la suite avec ce qu'elle avait dit dans son attaque du jour précédent. Elle répéta mot pour mot une instruction en forme de catéchisme qu'elle avait entendue la veille, et elle en fit des applications morales et malicieuses à des personnes de la maison, qu'elle avait soin de désigner sous des noms inventés, accompagnant le tout de gestes et de mouvements des yeux, qu'elle avait ouverts ; enfin, avec toutes les circonstances des actions faites dans la veille, et cependant elle était fort endormie. C'était déjà un fait bien avéré ; mais prévoyant que je n'oserais jamais l'assurer, à moins que je n'eusse fait mes preuves en forme, je les fis sur tous les organes des sens : à mesure qu'elle débitait tous ces propos, un coup de la main appliquée brusquement sur son visage, le doigt rapidement porté contre l'œil, une bougie allumée et approchée assez près de ces organes pour brûler les cils des paupières, une personne cachée qui poussa tout à coup un grand cri près de son oreille, et qui fit un grand bruit avec une pierre portée contre le chevet de son lit, de l'eau-de-vie, de l'eau de sel ammoniac portées sur les yeux et introduites dans la bouche, la barbe d'une plume et ensuite le bout des doigts appliqué sur la cornée même, le tabac d'Espagne soufflé dans le nez, les piqûres d'épingle, les contorsions des doigts, tous ces moyens furent nuls, et la malade ne donna pas la moindre marque de sentiment.

« Peu de temps après elle se leva ; je m'attendais à la voir heurter contre les lits voisins, mais elle enfila la ruelle et tourna à propos, évitant les chaises qui se trouvaient là, les cabinets, et ayant fait un tour dans la salle, elle enfila de nouveau la ruelle sans tâtonner; elle se mit au lit, se couvrit, et peu de temps après elle redevint cataleptique; ensuite elle sortit comme d'un profond sommeil, et connaissant à l'air des as— sistants qu'elle avait eu ses accidents, elle fut extrê— mement confuse et pleura le reste de la journée, ne sa— chant d'ailleurs rien de ce qu'elle avait dit ou fait dans cet état. » Vers la fin de mai de la même année, tous les accidents disparurent, et il n'y a guère apparence que leur disparition doive être attribuée aux remèdes. Sauvages ajoute qu'il apprit que la malade avait eu quelques rechutes, mais que les accès de catalepsie étaient revenus cette seconde fois moins fréquents et moins forts. Le somnambulisme, qui avait disparu à l'instant de la guérison, reparut aussi au moment de la rechute, mais il était moins parfait, et la malade n'était pas d'une insensibilité aussi complète.

On peut prononcer avec certitude que l'âme de cha— cun de nous est la même, quant à son essence et à sa destinée dans l'infini, mais ses manifestations sont différentes; de l'idiot à l'homme de génie qui ouvre des routes inconnues dans le domaine des sciences et de la pensée, quelle immense distance, quelle diffé— rence incalculable! C'est justement cette différence propre à chacun de nous et constituant notre identité morale et intellectuelle, qui nous permet de compren— dre les manifestations spéciales de l'âme, non—seule—

ment à chaque âge de la vie, mais encore dans les changements variés de la santé et de la maladie qui peuvent affecter toutes les périodes de l'existence. Nous ne sommes pas tous susceptibles d'extase, de somnambulisme, et la pensée est loin de présenter chez tous la même force, la même portée et la même étendue. Ces différences incontestables et incontestées dans les facultés qui affectent la vie normale, nous les retrouvons également, à un degré aussi tranché, dans les phénomènes de la vie, qui nous paraissent les plus étranges, les plus insolites. L'état latent de l'âme dans le sommeil profond, ses manifestations, imparfaites dans le rêve, complètes à l'état de veille, agrandies chez le somnambule lucide, me suggèrent, en terminant, une remarque importante, une réserve capitale à faire. Exposer clairement les différentes modalités de l'âme, en marquer le véritable caractère, tracer leurs véritables limites, ce n'est pas abaisser la grandeur de notre destinée, ce n'est pas encourir le reproche de matérialisme. Pendant la vie, l'âme se meut dans un cercle plus ou moins vaste, mais limité, et son essence sublime et immortelle n'en subsiste pas moins dans toute sa grandeur et ses aspirations élevées vers l'éternité et Dieu; l'infini n'appartient pas à l'âme, tant qu'elle est liée au corps, il ne s'ouvre devant elle qu'à la mort. Il semble même que dans toutes ces manifestations si profondément disparates, il y ait une leçon vraiment providentielle, qui éclaire le monde moral et religieux.

CONCLUSION.

———

Arrivé au terme de ce travail, je ne crois pas inutile d'insister encore un moment sur son esprit et son but. Ma première pensée, en me mettant à l'œuvre, a été, dans une question aussi vivement controversée, de faire ressortir, par l'exposition des faits qui me sont propres et de ceux que j'ai empruntés aux annales de la science, l'utilité qui peut être retirée des facultés qui forment le caractère propre de la lucidité magnétique, en indiquant les applications qui peuvent en être faites à l'art de guérir.

Après avoir étudié avec grand soin les conditions dans lesquelles se produit le grand fait de la lucidité, je me suis attaché à montrer que, par sa nature comme par son origine, il appartenait à l'ordre naturel, purement humain, et ne pouvait absolument, par aucune raison sérieuse, être rapporté au surnaturalisme. Ainsi envisagé, le somnambulisme lucide se rattache, par une psychologie brillante, aux plus hautes questions philosophiques, et sort par là, de la manière la plus nettement tranchée, du domaine de la religion. S'il n'a pas toujours été envisagé dans le sens purement philosophique du naturalisme, il faut en accuser l'étude incomplète des faits, qui n'a pas permis d'en apprécier le véritable caractère ; la cause en est surtout à cette malheureuse disposition des esprits ignorants et crédules, trop souvent entretenue par des nécessités de doctrines déplorables, indignes de notre siècle, à voir toujours une intervention surnaturelle dans les phénomènes qui ne leur sont pas familiers et dont ils ne peuvent donner une explication rationnelle satisfaisante,

Les partisans de l'origine surnaturelle des faits magnétiques ont fait naître le doute de savoir si la religion devait en permettre ou en refuser l'étude et les applications ; la question même, paraît-il, aurait été portée en cour de Rome, qui, fidèle à sa prudence séculaire, a pris le sage parti de s'abstenir, reconnaissant par là que le jugement ne lui en appartient pas. Toutefois, si l'erreur ou la passion s'obstinaient à faire intervenir, dans les phénomènes magnétiques, les anges, le démon ou une doctrine contraire à la religion, il ne peut être douteux que l'Église catholique conserverait le droit et le devoir d'imprimer aux consciences, sur ces graves et difficiles matières, la direction qu'elle jugerait convenable ; mais tant qu'on restera dans la vérité des faits, son intervention reste sans objet, car l'étude bien comprise des faits magnétiques les place d'une manière incontestable au sein de la science pure et de l'ordre naturel de la philosophie.

Le magnétisme et le somnambulisme sont bien, en réalité, un fait naturel, purement humain, et un esprit libre et éclairé refusera toujours d'admettre une action surnaturelle dans le développement de phénomènes presque toujours liés à la volonté de l'homme. Les différences nombreuses qui séparent les modalités si variées de l'âme, ne seront pas, de prime abord, saisies aussi facilement de tout le monde. Il règne à cet égard une confusion d'idées très-regrettable, et jusqu'ici toute les généreuses intelligences qui ont étudié avec un sympathique et chaleureux intérêt cette délicate question, ont toujours rattaché les manifestations si remarquables qu'elle présente à l'état du sommeil et des rêves. On conçoit par là tout le vague dont elle est restée entourée, et combien les divagations et les folies de la pensée ont trouvé matière à s'exercer. La part faite aux préjugés et aux passions qui s'acharnent à dénaturer, à leur berceau, les vérités importantes et pleines d'un grand avenir, il y a, dans cette fausse manière seule d'envisager le somnambulisme, des raisons suffisantes pour expliquer la lenteur qu'il met à occuper la place importante qui lui appartient parmi les savants et au sein des Académies.

J'ai mis tous mes soins à définir bien nettement les véritables caractères de ce phénomène rempli d'un intérêt si grave et si haut; il m'a paru que le meilleur moyen de lever tous les doutes dans les esprits était d'indiquer clairement sa nature, et d'en bien préciser la portée. Je ne me dissimule pas toutefois que, de ce côté-là, mon travail présente encore bien des lacunes, mais il a, je crois, le mérite d'avoir bien posé la question; le temps et une étude plus complète des faits permettront plus tard de les combler. En discutant les opinions des auteurs qui m'ont paru s'éloigner de l'observation exacte des faits, j'ai mis peut-être à les combattre une chaleur un peu vive ; je puis me rendre cependant le témoignage que, ne connaissant aucun d'eux personnellement, je n'ai pu avoir en vue que leur doctrine et non leur personne, qui reste entourée pour moi de la juste et honorable considération conquise par leurs importants travaux.

Ma tâche devenait difficile, en examinant les rapports du somnambulisme avec l'acte du sommeil, qui est encore aujourd'hui un fait fort mal compris, fort peu étudié, et forme une de ces questions épineuses que personne n'a encore traité à fond ; un médecin philosophe serait seul apte réellement à l'envisager sous toutes ses faces, mais jusqu'ici aucun ne l'a tenté. On trouvera, sans doute, qu'il y a eu quelque témérité de ma part à aborder cette difficile et laborieuse étude, mais la nature de mon sujet la plaçait sur mon chemin, et je ne pouvais passer outre sans l'avoir examinée et résolue, conformément à l'observation rigoureuse des faits. Le lecteur sera indulgent, si mon travail lui paraît incomplet de ce côté, car la question est immense et des plus difficiles. J'espérais trouver des lumières précieuses pour aider mes recherches, dans le compte rendu des mémoires admis à concourir pour le prix de l'Académie des sciences morales et politiques, sur le sommeil psychologique et le somnambulisme. Mon attente a été complétement déçue à cet égard; cela est très-regrettable, et il n'y a que des intérêts de doctrine, le parti pris de rejeter tout un ordre de faits embarrassants, qui soient de nature à expliquer comment l'Académie a pu porter sur la question un jugement aussi contraire à l'observation exacte des faits et de la vérité.

Loin d'être ébranlée par une solution aussi peu digne de l'Académie, ma conviction n'en a été que plus raffermie, et j'ai émis, sans hésiter, une opinion diamétralement opposée à la sienne, sur cette délicate et grave matière. A défaut d'habileté, je compte, pour le triomphe de ma doctrine, sur le bon sens public et la rigoureuse observation de phénomènes qu'à toute heure, et sous toutes les latitudes, il est permis à chacun de vérifier. J'ai admis avec Locke que l'âme dort dans le sommeil complet; j'ai considéré le rêve, non comme la pensée du sommeil, ce qui serait le nier implicitement, mais bien comme un éveil imparfait de l'esprit. J'ai également admis et démontré que le somnambulisme, loin d'être une forme insolite du sommeil, en est encore plus éloigné que la veille, car il est caractérisé par une plus grande activité de l'âme, entraînant, par conséquent, une plus grande fatigue que la veille, ce qui est essentiellement contraire au but comme au résultat essentiellement réparateur du sommeil.

Les modalités de l'âme sont d'une variété infinie ; élevée au-dessus d'elle-même, dans les belles manifestations de la lucidité, l'âme nous offre, depuis la conception jusqu'à l'extrême vieillesse et la mort, l'image changeante et mobile d'un véritable protée, qui se modifie à chaque période de l'existence ; ses manifestations incomplètes dans le rêve, nulles dans le sommeil parfait, ne peuvent rien changer à sa divine essence, elle reste toujours un merveilleux rayon de la Divinité. L'âme peut délirer dans la fièvre et la folie, être anéantie dans l'idiotisme et la démence ; elle peut, au contraire, prendre des proportions magnifiques et inattendues dans les inspirations du génie, l'éclosion admirable de la lucidité, ou les aspirations élevées de l'extase, sans que toutes ces manifestations si disparates soient de nature à altérer, comme le dit mon honorable confrère M. Lélut, sa divine essence.

Il est assez singulier, ce semble, que le sommeil de l'âme contrarie le spiritualisme de l'Académie aussi vivement que le développement de la lucidité. Il y a là une contradiction palpable, qu'il n'est pas inutile de signaler, et qui permet de repousser hautement l'accusation de matérialisme, qui est jetée sans raison aux philosophes qui n'admettent pas la permanence d'activité de l'âme dans le sommeil complet. Il est vrai que M. Lélut trouve un moyen commode de faire disparaître la contradiction, en voulant nous faire admettre que l'âme est active, alors même qu'il est tenu d'avouer qu'elle ne présente nulle trace de manifestation, et en cherchant à abaisser le somnambule au niveau du rêveur ou de l'halluciné.

L'âme vient de Dieu, c'est là une première vérité de la religion, et toute saine philosophie a admis son origine divine. C'est outrager la philosophie, qui n'est que la raison élevée des phénomènes naturels, que d'attribuer à l'âme une modalité mensongère et de lui refuser le don de facultés que l'expérience de tous les jours permet de constater facilement. C'est cependant ce qu'a fait l'Académie, en voulant établir la permanence d'activité de l'âme dans le sommeil parfait, et en rejetant, par parti pris, l'existence incontestable des facultés spéciales qu'elle présente dans l'état de somnambulisme magnétique.

TABLE DES MATIÈRES.

<hr>

ERRATA.

Page 21, ligne 8, *au lieu de* lesquels fourvira des rameaux étendus, *lisez* fournissant des rameaux étendus.

Page 87, ligne 4, *au lieu de* remontant depuis plus de 25 ans, *lisez* remontant à plus de 25 ans.

Page 88, ligne 28, *au lieu de* plus des trois quarts, *lisez* de près des trois quarts.

Page 190, ligne 15, *au lieu de* le donne, *lisez* qui le donne.

Page 195, ligne 28, *au lieu de* qui a lieu à l'état magnétique, *lisez* qui a lieu pendant l'état magnétique.

Page 203, ligne 20, *au lieu de* il n'y a pas de raison pour que le somnambule voie plus cette personne que le consultant, *lisez* il n'y a pas plus de raison pour que le somnambule voie le consultant que cette personne.

TYPOGRAPHIE BENNUYER, RUE DU BOULEVARD, BATIGNOLLES.
Boulevard extérieur de Paris.